HYPERTHERMIA

ハイパーサーミア

～患者からがん温熱療法を希望されたら～

著

古倉 聡

京都学園大学健康医療学部 教授

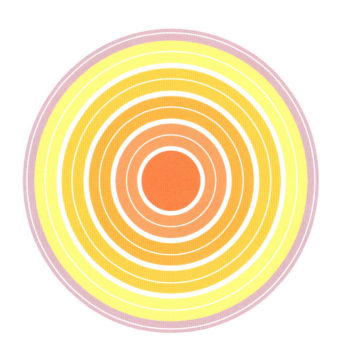

診断と治療社

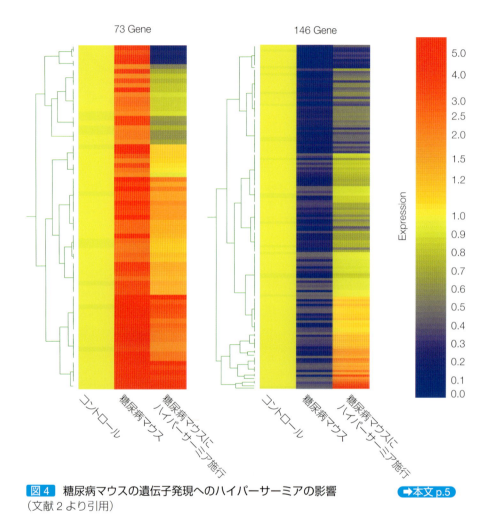

図4 糖尿病マウスの遺伝子発現へのハイパーサーミアの影響 ➡本文 p.5
（文献 2 より引用）

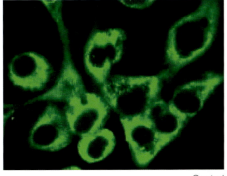

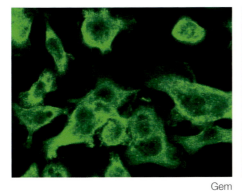

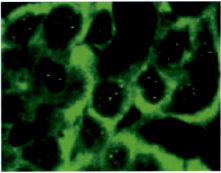

Control

Gem

HT＋Gem

図5 ゲムシタビンによる NF-κB の核内移行と温熱処理による抑制
（生体免疫染色による）
（文献3より引用）

➡本文 p.6

PANC-1

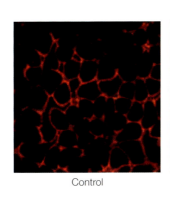

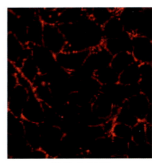

Control

TGF-β_1

TGF-β_1＋HT

PANC-1

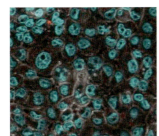

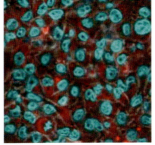

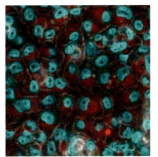

control

TGF-β_1

TGF-β_1＋HT

図9 TGF-β_1による EMT とハイパーサーミア（HT）による EMT の抑制
上段：E-カドヘリン，下段：ビメンチン
（文献5より引用）

➡本文 p.10

CASE 1 分化型甲状腺癌

治療前 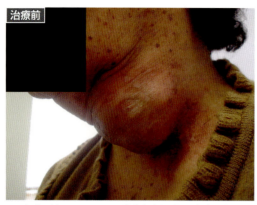　治療後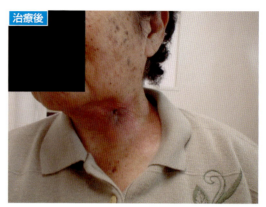

ハイパーサーミア2回（腫瘍内温度47℃），放射線治療30 Gyにて，CRとなり，6年経過している.

➡本文 p.50

CASE 2 分化型甲状腺癌

治療前 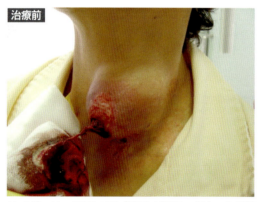　治療後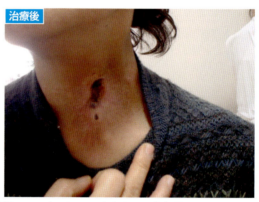

ハイパーサーミア1回（腫瘍内温度45℃），放射線療法50 Gyにて，CRとなり，2年経過している.

➡本文 p.50

CASE 3 鎖骨上窩平滑筋肉腫

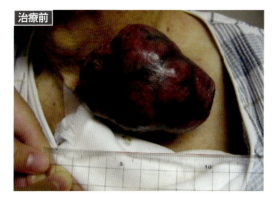

治療前

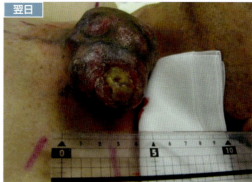

翌日

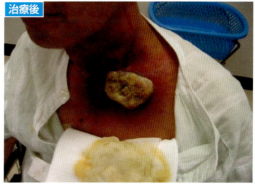

治療後

ハイパーサーミア2回（腫瘍内温度52℃），放射線療法60 Gyにて，治療終了時（3か月後）には，ほぼ腫瘍は消失している．

➡本文 p.51

CASE 4 乳癌皮膚再発

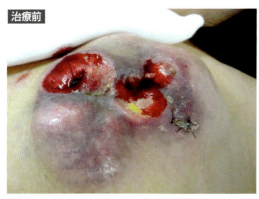

治療前

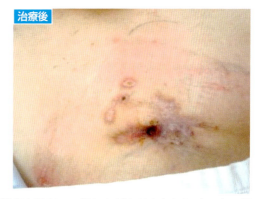

治療後

乳癌の皮膚再発に対して，ハイパーサーミア7回（腫瘍内温度48.6℃）とパクリタキセル（PTX）3投1休をくり返し，ほぼCRとなった．

➡本文 p.52

CASE 6 肺癌鎖骨上窩リンパ節転移

治療前

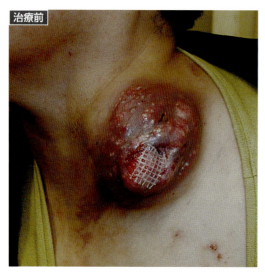

治療後

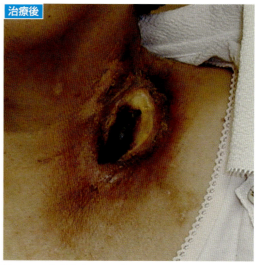

ハイパーサーミア3回（腫瘍内温度48℃），放射線療法50Gyを施行し，ほぼviable cellは消失したと考えられる症例.

➡本文 p.53

CASE 7 食道癌鎖骨上窩リンパ節転移

治療前

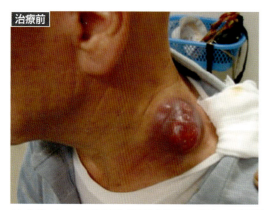

治療後

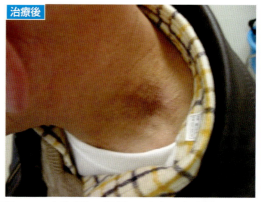

ハイパーサーミア2回（腫瘍内温度46℃），放射線療法50Gyを施行し，ほぼCRとなった症例.

➡本文 p.53

CASE 15 切除不能進行胃癌 T4N0M0

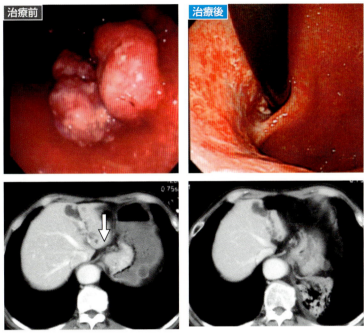

噴門部にできた T4N0M0 の進行胃癌で，放射線療法 60 Gy，併用化学療法は PTX（3 投 1 休）．ハイパーサーミアと高気圧酸素療法を併用したところ，CR となり 6 年経過中. ➡本文 p.60

CASE 16 切除不能進行胃癌 T4N0M0

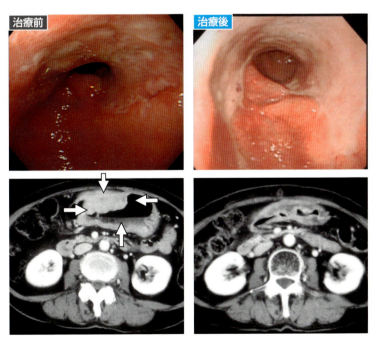

胃前庭部小弯を中心にほぼ 1/2 周性の進行胃癌で腹壁に浸潤しており切除不能のため，放射線療法 60 Gy，化学療法 CDDP/S-1 にハイパーサーミアと高気圧酸素療法を併用し，CR となり 6 年が経過. ➡本文 p.61

CASE 39　食道癌，化学放射線療法後，局所再発

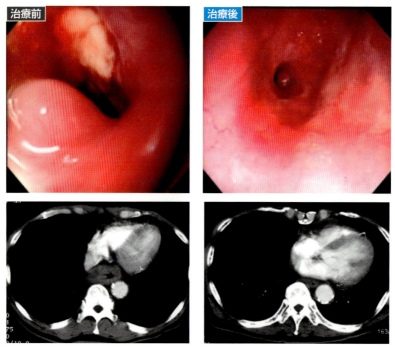

切除不能食道癌に対して，化学放射線療法（FP＋放射線照射 70 Gy）後に局所再発を認め，放射線の再照射 46 Gy と化学療法 CDDP＋UFT にハイパーサーミアと高気圧酸素療法を施行し CR を得て 7 年が経過．

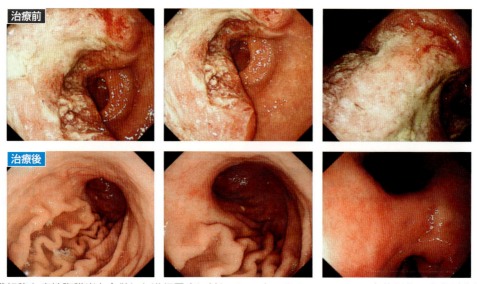

➡本文 p.80

CASE 51　進行胃癌（3 型）および肝臓転移，癌性腹膜炎

肝臓転移と癌性腹膜炎を合併した進行胃癌に対して，1 クールの S-1＋CDDP を施行後，患者が化学療法を拒否．ハイパーサーミアを 12 か月，免疫細胞療法を 12 回行ったところ，GF では進行胃癌は消失し，CT 上，肝臓転移と癌性腹膜炎も消失．2 年以上経過観察しているが，再発の兆しは認めない．

➡本文 p.89

序

各領域の先生方に理解していただきたいハイパーサーミアという癌治療
～患者からハイパーサーミアの併用を希望されたあなたに読んでいただきたい～

　19 世紀後半，William Coley（ウィリアム・コーリー）という外科医は癌患者の何人かが，今日「化膿連鎖球菌」として知られる丹毒に感染し，高熱を出したのちに，腫瘍が消失したことに気がついた．このことに興味をもった彼は，同様の症例が過去に記録されていないかを調べたところ，複数の症例が報告されていることを発見した．その後，コーリーは，咽頭癌の患者に丹毒を意図的に感染させる治療を行い，癌の縮小と延命を経験している．そしてコーリーは，死んだ化膿連鎖球菌とセラチア菌の混合物をコーリーワクチンとして，1893 年 1 月 24 日に腹部腫瘍をもつ 16 歳の少年に投与した．数日間毎日，コーリーワクチンを打ち続けた．そうすると，腫瘍は徐々に縮小し，1893 年 8 月には腫瘍はほとんど消失した．その後，この少年は，他の抗癌剤治療を受けることなく，26 年後に心臓発作で亡くなるまで，健康に過ごした．1934 年にはアメリカの医学会で癌の全身ハイパーサーミアとして知られるようになった．このコーリーワクチンは，現在，ある製薬会社が製品化を計画している．

　現在，ハイパーサーミア（温熱療法）は放射線療法や化学療法との併用により相乗的な効果が期待される治療法である．臨床試験では温熱療法と放射線療法の組合せによって，放射線療法単独よりも明らかに高い局所制御率が得られたとの報告が多数認められる．また化学放射線療法に温熱療法を併用することで，有意に生存期間が延長したことを示す報告も多数ある．わが国においてハイパーサーミアは，1990 年 4 月に放射線療法との併用で保険適用となった．その後，1996 年には化学療法との併用およびハイパーサーミア単独治療も保険収載された．しかし，ハイパーサーミアは，加温装置が高価なこと，一人の患者の治療に時間と人手がかかるわりには診療報酬点数が低すぎることから，その普及に支障をきたしているのが実情である．

　ハイパーサーミアの有用性については臨床家以外に多くの生物学者，基礎医学者が認めているが，前述の通り，実際の臨床使用になるとマンパワーを要することなどから，ハイパーサーミアを導入する医療機関はそれほど増えていない．その一方でハイパーサーミアの抗癌治療効果に期待をする患者は近年増加の一途をたどり，治療を順番待ちされている患者で溢れているという現状がある．

　このような患者たちの多くは主治医のところで標準化学療法を施行されており，その化学療法に併用してハイパーサーミアを希望され，ハイパーサーミア実施施設に来院される．そこで治療枠をうまく調節して抗癌剤治療とハイパーサーミアの併用療法が開始されることになるわけだが，その際に化学療法を行っておられる主治医の先生からハイパーサーミアを併用することへの理解が得られないことが多々ある．本書ではハイパーサーミアの有効性を基礎的研究および臨床試験の結果をもとに解説する．本書によりハイパーサーミアについてご理解いただくと同時に，併用療法を積極的に進めていただければ患者のためになると信じている．

2017 年 6 月　　　　　　　　　　　　　　京都学園大学健康医療学部 教授　古倉　聡

CONTENTS

D アトラス篇

付　録

A 基礎篇 1

なぜ，ハイパーサーミアは癌に効くのか？
～*in vitro* での研究から～

1 癌細胞内分子への障害

Point !

- 癌細胞に対する温熱処理の殺細胞効果については，加温温度依存的・加温処理時間依存的に，癌細胞の生存率が低下することが知られている（図1）.
- ハイパーサーミアの細胞レベル，あるいは分子レベルでのターゲットは細胞内タンパク質，細胞内脂質，DNA と考えられるが，ここではそれぞれについて概説する（図2）.

◇ タンパク質の熱変性

　タンパク質が，生体を形作り代謝を担う酵素として生命現象に必須な機能を発揮するためには，その立体構造が鍵となる．そのタンパク質が温熱に曝されるとタンパク質内の原子・分子間結合の多くが破壊され，立体的な高次構造が変化し，タンパク質は凝集する．このタンパク質の**熱変性**とよばれる現象は，生卵からゆで卵になる現象（図3）としてよく知られている．また，タンパク質が熱変性で立体構造が壊れるのみならず，損傷を受けなくても温熱によるタンパク質の機能障害がみられることもある．

◇ 脂質の熱変性

　脂質はタンパク質とともに生体膜の主要成分である．脂質二重層の生体膜は，外界と細胞を区切り，外部情報の処理や物質交換，各小器官の構成などに重要な働きを担っている．温熱による**ラジカル**を介して，脂質は酸化され**過酸化脂質**が生成される．過酸化脂質は細胞内で連鎖的にラジカルを発生させて核内の DNA を傷つける．とくに脂質成分の多い生体膜で過酸化脂質が生成されやすく，その結果として生体膜の構造が変化し流動性が上昇する．この変化と生体膜に含まれるタンパク質の熱変性が合わさって，温熱に曝されると膜損傷を引き起こすと考えられる．

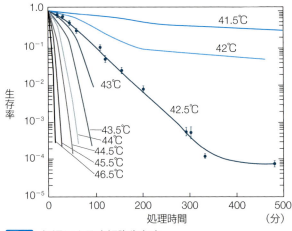

図1 加温による癌細胞生存率

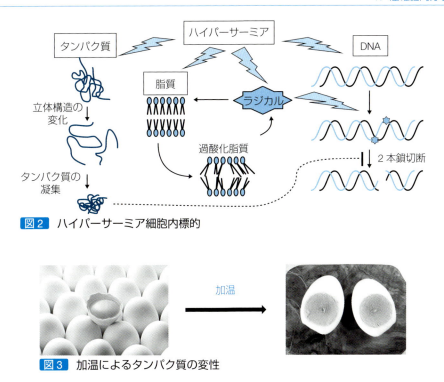

図2 ハイパーサーミア細胞内標的

図3 加温によるタンパク質の変性

◇ 核酸の熱変性

　核酸には，DNA と RNA がある．DNA 鎖は相補的な塩基による水素結合を介して全体として二重螺旋構造を取り，片方が鋳型となり DNA の複製を容易に行うことができるため，遺伝情報を伝えていくうえで決定的に重要な要素である．この 2 本鎖 DNA は塩基同士の水素結合が高温に曝されると破壊され，1 本鎖になることが明らかにされている．これを DNA の熱変性といい，一定の温度で急激に起こるため融解ともよばれ，逆に融解した核酸の温度を下げて再結合させることをアニーリングとよぶ．しかし DNA 鎖の水素結合は密に存在しているため，その結合の破壊はハイパーサーミアで用いられるような 42〜43℃程度の温度領域ではほとんど起こらないと考えられていた．

　一方，温熱に曝されるとラジカルを介して脱アミノ化，塩基の遊離などの損傷を受けることが報告されているが，ハイパーサーミアで用いられるような温度領域で DNA 鎖の切断が検出されてきたものの，その生成量は放射線と比較すると非常に低いレベルでプラトーに達することから，DNA 鎖の切断が生成することは重要視されていなかった．ところが高橋らが，高感度にDNA2 本鎖切断（double strand break：DSB）を検出する方法を確立し，その方法により温熱によるDNA2 本鎖切断が生じることを明らかにした[1]．

　現在のところいずれの分子損傷が温熱による細胞死を決定しているのかは不明だが，今後のさらなる研究によりハイパーサーミアの殺細胞作用の分子レベルでの理解がより深まることが期待されている．

2 シグナル伝達系への細胞応答

Point !
- 網羅的遺伝子発現解析によって温熱処理前後の細胞の遺伝子の発現を解析すると，多数の遺伝子発現に変化が認められることがわかる．
- 温熱処理により誘導される熱ショック蛋白質は，細胞内でのシグナル伝達系へ強く影響するものと考えられる．

 ### 温熱ストレス

　生体が温熱，放射線，抗癌剤，低酸素，他のストレスなどの環境に曝されたとき，細胞はこれらのストレスを認識し，さまざまなレベルでこれらのストレスに適応する能力がある．これらの応答は，分子，細胞，臓器，個体レベルでみられる．

　ハイパーサーミアによる癌治療において最適かつ最大の効果を得るためには，ハイパーサーミア（実験的には温熱処理）後に関与する細胞応答や，そのメカニズムを解明することが重要である．温熱の分子標的は何なのか，どれほどの種類のタンパク質やDNA分子が関与しているのかということである．温熱処理の初期にはラジカル形成やタンパク質の変性がみられる．最近の研究の進歩から，細胞膜−細胞質間シグナル伝達のいくつかの異なる経路が実証されており，リン酸化カスケードなどについてさらに詳細が明らかになってきた．その結果，温熱処理が複数のタンパク質キナーゼの活性化に寄与することが明らかとなってきた．これらの現象は，その後さらなる連続的な化学連鎖反応につながる．最終的に細胞生存シグナル伝達経路の阻害，細胞死，細胞周期停止などが起こることになる．

GeneChip® を用いた網羅的遺伝子発現解析の研究

　1990年代半ば，さまざまな病態や刺激への応答に対して惹起される遺伝子発現について，DNAチップを用いた網羅的遺伝子発現解析が盛んに行われた．筆者らも糖尿病発症マウスを用いてハイパーサーミアの影響を検討したが，全身ハイパーサーミアは肝臓組織において多数の遺伝子の発現に影響を及ぼしていた（図4)[2]．コントロールマウスに比して糖尿病マウスで発現が増強していた多数の遺伝子のうち，全身ハイパーサーミア施行マウスでその発現が抑制されている遺伝子を多数認めた．また逆に，糖尿病マウスで発現が減弱している遺伝子が全身ハイパーサーミア施行により正常化されているものも多数認めた．これらの全身ハイパーサーミアにより変動した遺伝子のなかでその機能が明らかになっているものでは，インスリン抵抗性にかかわる遺伝子が多数含まれており，実際に，全身ハイパーサーミアを施行した糖尿病マウスの糖尿病は明らかに改善していた[2]．

温熱による細胞生存シグナル伝達経路

　抗癌剤や放射線処理は，細胞内のセリン/スレオニンキナーゼであるAktを活性化する．その結

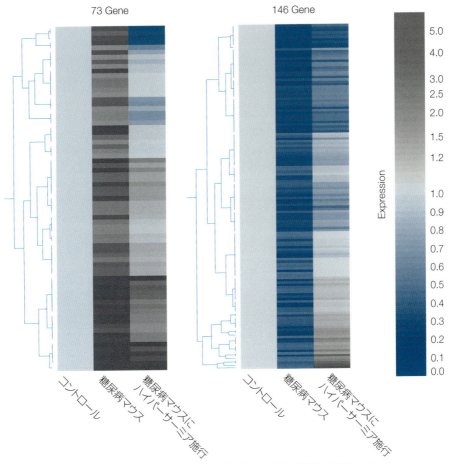

図4 糖尿病マウスの遺伝子発現へのハイパーサーミアの影響▶口絵 p. ii
（Kokura S, Adachi S, Mizushima K, et al.：Gene expression profiles of diabetic mice treated with whole body hyperthermia：A high-density DNA microarray analysis. *Int J Hyperthermia* **26**：101-107, 2010 より引用）

果，細胞質に存在する NF-κB が活性化して核内移行する．この NF-κB は癌の細胞増殖，細胞転移に非常に重要な転写因子であるから，その活性化は癌の増殖能・転移能に重要と考えられている．この NF-κB の抗癌剤や放射線処理による活性化に関しては，温熱処理により非活性化されるという意見も多く，筆者らも細胞実験レベルで複数の癌細胞で温熱処理による NF-κB 活性化の抑制を確認している．

図5[3] は，筆者らの研究結果の一部であるが，**ゲムシタビン**により NF-κB が細胞質より核内に移行していること，および，その移行が温熱処理で抑制されていることを生体免疫染色法により示している．また，図6 も筆者らの実験データであるが，EMSA（electrophoresis mobility shift assay）という手法で細胞核内の NF-κB の量を示したものである．ゲムシタビン処理により，細胞核内の NF-κB は明らかに増加しており，温熱処理はその増加を抑制していることがよくわかる[3]．癌組織において NF-κB が不活化されると細胞増殖が抑えられ，細胞死の誘導，細胞周期の停止をきたすことになる．

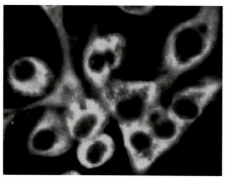

Control：無処理
Gem：ゲムシタビン
HT：温熱処理

Control

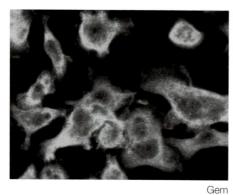

Gem

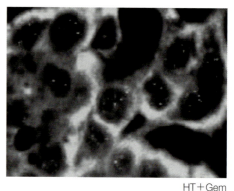

HT＋Gem

図5　ゲムシタビンによる NF-κB の核内移行と温熱処理による抑制 ▶ 口絵 p. ⅲ
（生体免疫染色による）
（Adachi S, Kokura S, Okayama T et al.：Effect of hyperthermia combined with gemcitabine on apoptotic cell death in cultured human pancreatic cancer cell lines. *Int J Hyperthermia* **25**：210-219, 2009 より引用）

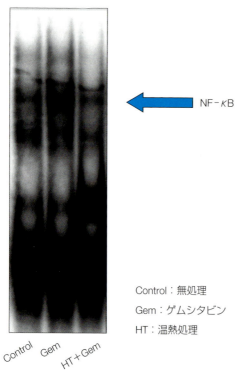

←　NF-κB

Control：無処理

Gem：ゲムシタビン

HT：温熱処理

Control　Gem　HT＋Gem

図6　EMSA による核内 NF-κB
ゲムシタビンにより活性化された NF-κB は，温熱処理を行うことで軽減された（EMSA による検討）．

熱ショック蛋白質の誘導

温熱処理により細胞内で HSP90，HSP70，HSP60 などの**熱ショック蛋白質**（heat shock protein：**HSP**）が誘導される．HSP は一般的には**アポトーシス**誘導を抑制する方向に働くと考えられる．HSP90 は Akt と複合体を形成し放射線感受性を低下させる．HSP70 はシャペロン依存性活性とシャペロン非依存性活性を通じてアポトーシスを阻害する．また HSP60 は明らかになっているところではラットの心筋細胞のアポトーシス誘導を阻害する．これはアポトーシス促進タンパクである Bax や Bak と HSP60 が結合することにより，アポトーシスを抑制すると説明されている．HSP に関してはシグナル伝達の観点からは明らかに細胞保護に働くが，免疫応答や NF-κB の活性化阻害作用があるので，実際には生体でどちらが優位に働いているか，今後検討すべき課題であるといえる．

※　※　※

ここでは，生体の細胞における細胞死，細胞生存シグナル伝達経路について解説した．環境ストレスは，細胞死シグナルおよび生存シグナルのような種々のシグナル伝達経路を誘導する．これらの相反する細胞死と生存のシグナル伝達誘導のバランスの結果，細胞の運命が決定されている．*p53* 遺伝子のような癌抑制遺伝子産物およびその他の癌原遺伝子産物は，これらのシグナル伝達経路において重要な役割を果たしている．これらの要素が互いに相互作用する多様な経路，そして他の細胞核および核外シグナルネットワークへの密接なつながりによってハイパーサーミア，放射線療法，化学療法のような癌治療における細胞内ストレス反応が引き起こされるのであろう．

3 細胞周期への影響

Point！
- 放射線に対しては癌細胞は S 期にある場合，抵抗性を示す．
- ハイパーサーミアは S 期の癌細胞に高感受性である．

細胞周期とは？

細胞はある大きさになると成長を止めるか分裂をする．細胞が分裂する場合，1 回の分裂から次の分裂までを**細胞周期**とよび，分裂を 1 回行うのにかかる時間を**世代時間**という．細胞の一つひとつは細胞分裂をしながら**娘細胞**とよばれる，自分の子どもに当たるような細胞を生み出す．さらにその娘細胞は再び細胞分裂を行う細胞となって新しい娘細胞を生み出していく．母細胞から娘細胞，その娘細胞が母細胞となり，新たな娘細胞となる，この周期を細胞周期という（図 7）．

細胞周期とは，DNA 合成前期（G_1期），DNA 合成期（S 期），分裂前期（G_2期），分裂期（M 期）

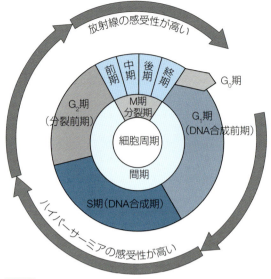

図7　細胞周期

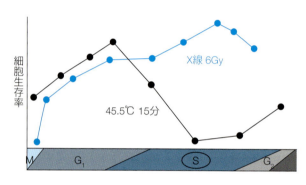

X線：S期後半は抵抗性
温熱：S期は高感受性

図8　細胞周期と放射線・温熱感受性との関連
（Westra A, Dewey WC：Variation in sensitivity to heat shock during the cell-cycle of Chinese hamster cells in vitro. *Int J Radiat Biol* **19**：467-477, 1971 を元に作成）

という一連の過程をいい，その過程を経ることで細胞は増殖する．ではそれぞれの期間でどのようなことが行われているのだろうか？

　まず DNA 合成前期では DNA 合成に必要な酵素が活発に活性化され，またタンパク質などもあらかじめ合成される．DNA 合成期では DNA 合成前期に合成された各種酵素やタンパク質を用いて DNA を合成する．分裂前期は細胞分裂準備期間である．細胞分裂に必要な各種酵素やタンパク質などがあらかじめ合成される．そしていよいよ細胞分裂期となる．分裂前期に合成された各種構成やタンパク質を用いて細胞が分裂する期間である．細胞に最もダイナミックな形態的変化がみられる時期となる．複製された DNA は染色体の形をとり，2 つの娘細胞へと分配される．では体細胞はこの周期のどこにいて，常に増殖しているのだろうか？　実は細胞には休止期間にあたる部分が存在する．それが G_0 期といわれるものである．盛んに分裂していた状態から脇にそれて，細胞分裂を停止している状態といわれている．この先には 2 通りの運命があり，一つは再び

細胞周期をくり返す増殖期に戻るもの，もう一つは二度と分裂をせず特定の細胞種へと分化してしまうものである．

◇ ハイパーサーミアの抗腫瘍効果に認められる細胞周期依存性

癌細胞は，一定の周期をくり返して増殖する．温熱感受性は分裂期（M 期），および DNA 合成期（S 期）において高く，とくに放射線に対して抵抗性を示す S 期細胞が加温に対して高い感受性を示すことが明らかとされている（図 8）[4]．したがって S 期細胞の割合が大きい分裂細胞集団，たとえば増殖の早い癌に対して，ハイパーサーミアと放射線の併用療法は放射線単独よりもはるかに大きな治療効果が期待される．ハイパーサーミアの細胞周期依存性のメカニズムについては，ある程度の詳細がわかっているがここではその説明は省略する．興味のある方は，Kokura S et al.：*Hyperthermic Oncology from Bench to Bedside*（Springer Singapore 刊）の Chapter 6（1）を参照されたい．

 ## ハイパーサーミアは EMT（上皮間葉移行）を抑制する

Point！
- 癌の浸潤や転移には EMT という現象が必要である．
- ハイパーサーミアはこの EMT を抑制する．すなわち癌の浸潤や転移を抑制することを意味する．

◇ EMT とは

EMT（epithelial mesenchymal transition，上皮間葉移行）およびその逆プロセスである MET（mesenchymal epithelial transition，間葉上皮移行）は胚の発育および，その他多くの胎生期のイベントにおいて，さまざまな組織や器官の形成，成長，分化に対し非常に重要な役割を果たしている．上皮細胞，間葉細胞は，機能と同様，形態も異なっている．上皮細胞は，密着結合，ギャップ結合，接着結合などの細胞接着分子によりお互いの細胞が接着している．これにより，細胞極性やアクチン骨格の極性を保っている．また，底部では基底膜により固定されている．一方，間葉系細胞においては，そのような極性はなく紡錘状の形態をとり部分的な点のみで細胞同士の相互作用を行う．上皮細胞が E-カドヘリンを高発現している一方，間葉系細胞はビメンチンやフィブロネクチンを発現している．上皮間葉転換は細胞に形態および質的な大きな変化をよび起こす．

◇ 癌の転移・浸潤

癌は基本的には，転移をすることがその悪性度につながっている．事実，転移能をもたない腫瘍はその大きさに関係なく良性腫瘍とよばれる．癌の転移のはじめのステップは，癌という腫瘍から癌細胞が離れて周囲に浸潤することからはじまる．浸潤した癌細胞は血流に乗り，他臓器に転移する．この場合に，癌細胞の固まり（癌細胞同士が強く接着している）から癌細胞が離れて

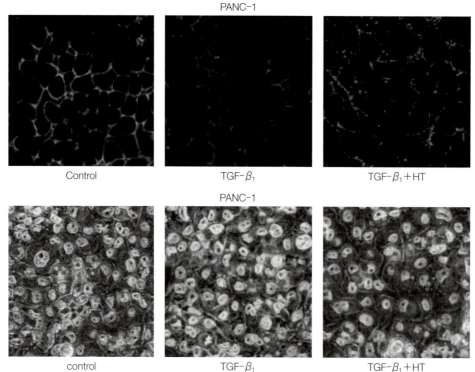

図9 TGF-β_1による EMT とハイパーサーミア（HT）による EMT の抑制▶口絵 p. iii
上段：E-カドヘリン，下段：ビメンチン
（Kimura-Tsuchiya R, Ishikawa T, Kokura S, et al.：The inhibitory effect of heat treatment against epitheliai-mesenchymal transition（EMT）in human pancreatic adenocarcinoma cell lines. *J Clinical Biochem Nutr* **55**：56-61, 2014 より引用）

いき周囲組織に浸潤し血管内に入る過程で，EMT が必要である.

　原発腫瘍における癌細胞は，E-カドヘリンの減少や基底膜の崩壊により細胞接着を喪失するとともに浸潤能を増強し，脈管侵襲を介し全身の血流へと浸潤する．その後，<u>循環腫瘍細胞</u>（circulating tumor cell：CTC）が全身の血流から脱出し<u>微小転移巣</u>を形成したとき，これら循環腫瘍細胞は MET を起こして転移部での増殖を開始する．つまり，EMT および MET は浸潤-転移のカスケードにおいて，その開始と終了を担っているのである．この EMT は，腫瘍組織内で癌細胞や線維芽細胞から生成される TGF-β により引き起こされることが知られている．TGF-β が活性化Ras を発現した哺乳類の上皮細胞に作用したとき，EMT が引き起こされ，癌細胞のアポトーシスが阻害されるといわれている．また，ある種の抗癌剤さらに癌化や線維化に関連している炎症は，最近，炎症誘導性の EMT を介した癌の進行と関連していることが示されている.

◇ ハイパーサーミアは，TGF-β やある種の抗癌剤による EMT を抑制する

　筆者らは基礎的実験として，膵臓癌細胞を用いて以下のような実験を行った.

　まず EMT の誘導は，<u>TGF-β</u> と<u>ゲムシタビン</u>という抗癌剤を用いて行った．EMT という現象が起こっていることは，癌細胞上の細胞接着因子である E-カドヘリンが減少し，かわりに間葉系マーカーである**ビメンチン**が発現していることを生体免疫染色法で調べると確認できる．この

TGF-β の EMT の誘導の直前に癌細胞を温熱処理（43℃，60分）しておくと，EMT が抑制されているのがわかる（図9）[5]．筆者らは，そのメカニズムまで検討したが，その詳細についてはここでは触れない．興味のある方は筆者らの論文を参照していただきたい[5]．癌細胞を温熱処理（43℃，60分）するということは，人間に当てはめると現在筆者らが行っているハイパーサーミア治療に一致する．すなわちハイパーサーミアは，その熱によって癌細胞を死滅させる作用のほかに，EMT を抑制することにより癌の浸潤・転移を抑えている可能性を強く示唆する．

B 基礎篇 2

ハイパーサーミアの免疫システムへの影響

ハイパーサーミアと好中球の機能

Point！

- まず好中球は血流中から必要とされる組織に浸潤しなければならない．このことを好中球の走化性という．
- 組織へ浸潤した好中球の機能は 37℃より 42℃のほうが優れていることが実験的に示されている．

◇ **白血球とは？**

　白血球は，形態的に顆粒球，リンパ球，単球に分類される．また顆粒球は，その核の形態から多形核白血球ともよばれる．この顆粒球は染色性の違いから，さらに分類されて好中球，好酸球，好塩基球に分けられる．ヒトでは白血球の約 60%が好中球であり，初期の生体防御の重要な役割を担っている．筆者らは，体温の好中球の機能に及ぼす影響について研究を重ねてきたので，最近の知見とあわせて概説する．

◇ **異物を処理する好中球の機能**

　好中球は，生体防御機能の初期に働き，殺ウイルス，殺菌，殺真菌，殺腫瘍細胞など，生体防御機構の重要な役割を担っている．その機能は，血管内皮細胞への接着，遊走，貪食，活性酸素の産生，脱顆粒，殺菌機構など，さまざまな側面をもつ．

（1）血管内皮細胞への接着

　好中球は，末梢血液循環中では血管内皮細胞に接着せずに循環しているが，炎症や何らかの刺激によって活性化されると血管内皮細胞に接着し，内皮細胞の間隙をすり抜けて組織中へと浸潤する．この際，好中球が活性化されるだけでなく血管内皮細胞も活性化されて，内皮細胞上の細胞接着分子の発現が誘導される．その結果，好中球–血管内皮細胞相互作用が引き起こされ，組織への好中球の浸潤が起こる[6]．

（2）遊走・走化性

　血管から組織へと浸潤した好中球は，感染あるいは炎症局所を目指して移動する．この好中球が移動する現象を"遊走"といい，その能力を"遊走能"という．また，ある一定の方向性をもって遊走することを"走化性"という．好中球が特定の方向性を見極めるには，局所からの情報を得る必要があり，局所から産生される走化性因子の濃度勾配によって好中球は活性化される．

（3）貪食能

　好中球が目的部位に到達するとそこに存在する異物（ウイルス・細菌・癌細胞など）を食べる．これを"貪食"という．好中球は，細菌やウイルスを細胞内に貪食してこれらの生体内での増殖を抑制し，生体防御機能を発揮する．

（4）活性酸素の産生と脱顆粒

　好中球は貪食時には，異物を食胞（ファゴソーム）内に封じ込める．そして，食胞を形成する

と同時に好中球内の顆粒（ライソソームなど）の脱顆粒が起こる．この脱顆粒と同時に，形質膜からの活性酸素の産生も活発になる．産生された活性酸素（主としてスーパーオキシド）は，非酵素的に過酸化水素になり，脱顆粒により食胞中に放出されたミエロペルオキシダーゼの働きで次亜塩素酸を形成する．したがって好中球の貪食作用に働く因子としては，過酸化水素と次亜塩素酸が重要である．

　好中球は，このような機能により，たとえば細菌感染などに際して生じる各種の走化性因子に反応して感染局所に集合し，局所的な防御を行う細胞であると理解されている．好中球数の減少や活性酸素産生にかかわる NADPH oxidase 欠損で知られる慢性肉芽腫症および類似疾患などでみられる特定の機能の欠損，走化性や細胞接着および貪食能に関する疾患，さらに顆粒もしくはその内容物の欠損症などでは重篤な感染をくり返すことが知られている．これらの事実は，好中球が生体防御の第一線で働いていることを示唆している．

◇ **好中球機能に及ぼす温熱の影響**

（1）好中球-血管内皮細胞相互作用と温熱

　好中球と血管内皮細胞との反応は，血管内皮細胞上の細胞接着分子と好中球上のそれに対するリガンドの相互作用で引き起こされる．血管内皮細胞上の細胞接着分子の発現に対する温熱の影響の詳細は，ヒト臍帯静脈の血管内皮細胞を用いた *in vitro* の実験系で検討されている．

　血管内皮細胞上の細胞接着分子の発現は，細胞を処理する温度により大きく影響を受けるようである．血管内皮細胞上の ICAM-1，VCAM-1，P-セレクチン，E-セレクチン，MAdCAM-1 の発現や，内皮由来のケモカイン・サイトカイン（IL-8，IL-1β など）の発現は，40℃ではなんら影響を受けないが43℃ではそれらの発現が抑制される[7]．また TNF-α により，内皮細胞上の ICAM-1，VCAM-1，P-セレクチン，E-セレクチンの発現は亢進するが，42℃の温熱前処理は VCAM-1 および E-セレクチンの発現を抑制し，そのメカニズムとして HSP70 と HSP32 が関与していることが報告されている[8]．ただ，実際のハイパーサーミアでは腫瘍局所は 42.5～43℃くらいまで加温されるが，全身を循環している血液や血管内皮細胞がどの程度加温されているかは明らかでない．したがって，細胞実験での 42℃以上の温熱処理の実験結果は，循環中の好中球や全身の血管内皮細胞には当てはまらない現象と考えられる．

（2）走化性因子 IL-8 と温熱

　代表的なケモカインの一つの IL-8 は，血管内皮細胞からだけでなく上皮細胞からも産生されることが知られている．大腸粘膜上皮からの IL-8 は 42℃の温熱処理により産生が抑えられ，また TNF-α 刺激による産生も抑制される（図 10）[9]．一方，腫瘍組織を 41℃に加温した場合，腫瘍局所の好中球浸潤は増加し，これには IL-8 の関与が示唆されている．

（3）貪食能・活性酸素産生能と温熱

　筆者らは，さまざまな条件下での好中球の活性酸素産生能について化学発光法を用いて調べているが，25～50℃の環境下で調べたところ，42℃までは少しずつ温度依存性に亢進し，42℃をピークに低下していき，50℃で最低であった（図 11）[9]．また，貪食能もほぼ同様の結果であった（図 12）[9]．このことは，ヒトの体温が常温である場合より発熱している場合のほうが，細菌やウイルスに対する生体防御能が高いことを示唆している．感染症の際に発熱するのは，生体防

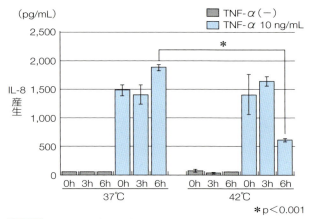

図10 ヒト大腸粘膜上皮からの IL-8 産生と温熱処理
〔吉川敏一（監），古倉　聡（編）：がんの温熱免疫療法—ハイパーサーミック・イムノロジー—. 診断と治療社，36，2008 より引用〕

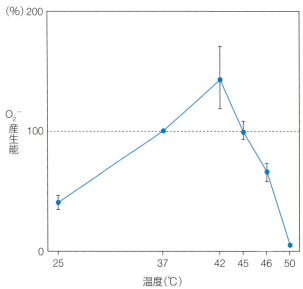

図11 好中球の活性酸素産生能と温熱処理との関係
〔吉川敏一（監），古倉　聡（編）：がんの温熱免疫療法—ハイパーサーミック・イムノロジー—. 診断と治療社，36，2008 より引用〕

御反応の一つと考えられる．それゆえ，安易に解熱剤を服用するのは不適切である．

（4）好中球数と温熱

　深部体温を 39.5〜40℃に加温した場合の末梢血中の好中球の変動については，マウスモデルで検討されている[10,11]．加温 24 時間後には，末梢血中の好中球数は加温前の 2 倍に増加しており，36 時間後には約 4 倍に増加する．これらの増加は一過性で，42 時間後には加温前の状態に戻る．また好中球数増加のメカニズムについての検討で，末梢血中の G-CSF とグルココルチコイドが好中球の増加とほぼ同様の変動を示すこともわかっている．さらに，G-CSF の中和抗体は温熱による好中球の増加をキャンセルするが，グルココルチコイドの受容体をブロックした場合にはな

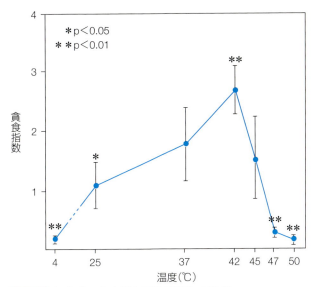

図12 好中球の貪食能と温熱処理との関係
〔吉川敏一（監），古倉　聡（編）：がんの温熱免疫療法—ハイパーサーミック・イムノロジー—．診断と治療社，36，2008 より引用〕

んら好中球の変動に影響を及ぼさなかったため，ハイパーサーミア時の好中球の増加は G-CSF によって引き起こされると考えられている[11]．また筆者らは，ハイパーサーミアに G-CSF を併用した場合の抗癌効果を検討し，G-CSF を併用することで末梢血中の好中球が増加するだけでなく，腫瘍局所に浸潤する好中球数も増加することを報告した[12]．

※　※　※

　ハイパーサーミアにより，好中球と血管内皮細胞との相互作用が修飾をうけ加温局所での走化性因子の産生亢進により好中球数が増えることと，好中球機能，とくに活性酸素産生能が亢進することにより，加温局所での生体防御反応あるいは炎症反応が増強されると考えられる．

 ＮＫ 細胞に対するハイパーサーミアの影響

Point！
- NK 細胞はキラー T 細胞から逃れた癌細胞を攻撃する能力がある．
- NK 細胞活性はハイパーサーミア 24 時間後には治療前に比べて亢進する．

◇ NK 細胞とは？

ナチュラルキラー細胞（NK 細胞）は，自然免疫の主要因子として働く細胞傷害性リンパ球の

１種であり，とくに腫瘍細胞やウイルス感染細胞の拒絶に重要である．細胞を殺すのにＴ細胞とは異なり事前に感作させておく必要がないということから，生まれつき（natural）の細胞傷害性細胞（killer cell）という意味で名づけられた．NK 細胞は免疫細胞のなかでも温度感受性が高いことが知られており，温度変化により活性の上昇あるいは低下が起こることが報告されている．

　NK 細胞は，Ｔ細胞受容体（TCR），Ｔ細胞普遍的マーカーである CD3，膜免疫グロブリンであるＢ細胞受容体を発現していない大型の顆粒性リンパ球であり，通常ヒトでは CD16（FcγRⅢ）と CD56，マウスでは NK1.1/NK1.2 という表面マーカーを発現している．

　NK 細胞は定常状態でも活性化した細胞傷害性リンパ球に特徴的な形態（大きなサイズ，小胞体に富む細胞質，顆粒など）をしており，新たなタンパク質合成や再構成をほとんどせずにそのままで細胞傷害性を示す．NK 細胞の細胞傷害メカニズムはキラーＴリンパ球と共通しており，細胞傷害性顆粒（パーフォリン，グランザイムなど）分泌経路とデスレセプター（FAS，TRAIL など）介在性経路が存在する．さらに NK 細胞は TNF-α や IFN-γ などのサイトカインを分泌し，免疫反応の活性化および悪性細胞の排除を促すことができる．

◇ missing-self 説

　NK 細胞が抗原を認識せずに細胞を殺すといっても，正常な自己の細胞は攻撃しない．では何を認識しているのかが問題になるが，1986 年に Kärre ら[13]が提唱したのが missing-self 説である．これは「NK 細胞は，MHC クラスⅠ分子の発現レベルが低い細胞を認識する」というものである．MHC クラスⅠ分子は自己のマーカーであり，すべての体細胞表面に発現しているはずのものである．そこで，ウイルス感染細胞や癌細胞のように MHC クラスⅠ分子の発現が低下した細胞があれば，それは自己性を喪失（missing self）した異常な細胞であるとみなして，NK 細胞の標的となり破壊される．実際に腫瘍やウイルスに感染した細胞などでは，MHC クラスⅠ分子の発現が低下していることが多い．これは，キラーＴ細胞の抗原認識に MHC クラスⅠ分子が必要なことと関係がある．MHC クラスⅠ分子を発現している腫瘍細胞はキラーＴ細胞によって攻撃されるが，もし遺伝子異常により MHC クラスⅠ分子の発現が低下するとキラーＴ細胞の攻撃から逃れることができる．そこでキラーＴ細胞から逃れた細胞を NK 細胞が攻撃するという相補的な関係にあると考えられた．

　この説はその後，MHC クラスⅠ分子を認識する NK 細胞膜表面の抑制性受容体が発見されたことで，正しいことが示された．

◇ NK 細胞の抑制性受容体

　ヒト NK 細胞の代表的な抑制性受容体として，killer cell immunoglobulin-like receptors（KIR）がよく知られている．この KIR はおもに MHC クラスⅠを認識する．すなわち，MHC クラスⅠを発現している正常な細胞を攻撃しないように働いている（図 13）．もう一つの抑制性受容体として知られているものに，CD94/NKG2A がある．この受容体は HLA-E とよばれる特異的な MHC 分子を認識することにより，正常細胞への攻撃を抑制している．

　また，この２種類の MHC 分子をリガンドとしない抑制性受容体の存在も明らかとなってきた．その一つは KLRG1 として知られており，上皮系細胞の接着分子である E-カドヘリンを認識する．

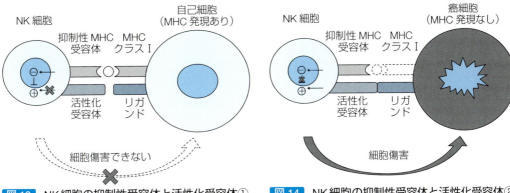

図13 NK 細胞の抑制性受容体と活性化受容体①
NK 細胞上の抑制性受容体のみが働いている場合，NK 細胞は自己細胞に対して傷害は起こさない．

図14 NK 細胞の抑制性受容体と活性化受容体②
NK 細胞上の抑制性受容体が働かず，活性化受容体が働く場合は，NK 細胞はその細胞を非自己細胞とみなして傷害する．

そのほかにもいくつかの抑制性受容体が同定されている．

NK 細胞の活性化受容体

　近年，細胞傷害性 T 細胞，NK 細胞などに発現している**アダプター分子**とよばれる分子が明らかとなった．このアダプター分子と結合している NK 細胞表面のレセプターも明らかとなって，実際，このレセプターが腫瘍細胞を認識すること，レセプターと結合している新規アダプター分子が細胞内シグナル伝達に関与していることもわかってきた．

　活性化受容体は，まず，①ITAM（immunoreceptor tyrosine-based activation motif）を有する，CD16，NK$_{p46}$，NKG2C などのグループで，これらのアダプターは DAP12 や FcγRⅠγ である．次に，②ITAM を有しないもので NKG2D がよく知られている．これに対する細胞内アダプターは DAP10 である．さらに，③インテグリンを介した受容体も知られている．これらの活性化受容体はそれぞれの細胞内アダプターと結合し，Syk/ZAP70 経路や p85PI3K/Grb2 経路などを介して活性化シグナルを伝えるといわれている（図14）．

温熱と NK 細胞活性

　風邪やインフルエンザに罹患したときの発熱（38～40℃）では NK 細胞の細胞障害活性が上昇し，42℃以上の高熱では NK 細胞活性は逆に低下することはよく知られている．よくいわれる，「風邪やインフルエンザにかかったときに，容易に解熱剤を使うのは，免疫力を下げるのでよくない」などは，この NK 細胞活性や前述の好中球活性が発熱時に亢進することからいわれるようになったと考えられる．これまで発熱時の NK 細胞活性の上昇のメカニズムとしては，HSP70 の産生量の増加が関与することが示唆されてきたが，42℃以上になったときの NK 細胞活性の低下のメカニズムは明らかにされていない．甲斐らの研究室[14]では，マウスを用いた全身加温処理（42℃，1 時間）により，マウス末梢血の NK 細胞内パーフォリン発現量の低下を介して NK 細胞活性が低下することを報告している．また，マウスではなく健常人においての筆者らの検討でも，健常人 PBMC を温熱処理（41℃，1 時間）した場合の NK 活性の変化を検討したが，加温直後に

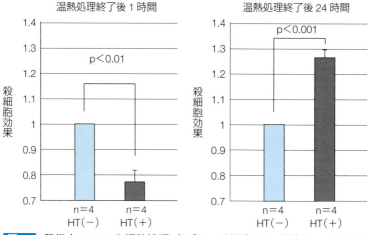

図15　健常人 PBMC を温熱処理（41℃，1 時間）した場合の NK 活性の変化

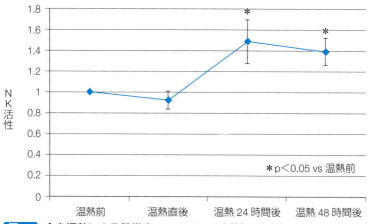

図16　全身温熱による健常人 PBMC の NK 活性への影響
対象者 5 人（男性 5 名）．年齢 47〜66 歳：直腸温度 38.5℃まで加温.

一過性に低下することを明らかにしている．ただし，24 時間後には NK 活性が加温前より高くなることを見出した（図 15）．また健常人 5 名を全身加温した前後で末梢血中の PBMC を採取し NK 活性を調べたところ，全身加温の 24 時間後および 48 時間後には，全身加温前に比べて NK 活性が有意に亢進していた（図 16）．ただ，温熱処理後の NK 活性の制御のメカニズムの解明はまだ不十分であり，ハイパーサーミア・免疫療法の観点からも今後の研究成果が重要となる.

3 # 樹状細胞に対するハイパーサーミアの影響

Point !

- 樹状細胞の抗原捕捉は温熱処理により促進される.
- 抗原を捕捉した樹状細胞はマイルドなハイパーサーミアにより，より素早く所属リンパ節へ移行する.

樹状細胞とは？

　ヒトは，バクテリアやウイルスに感染したときに発熱することが多いが，この現象は生体防御反応だと考えられている．温熱ストレスの感染症での役割については1900年代初めから研究されており，発熱と癌との関係についても癌の自然治癒症例の1/3は発熱していることが報告されている．外来抗原の進入時の免疫応答全般に真っ先にしかも最も重要な役割を果たしているのが樹状細胞（dendritic cell：DC）であるが，近年，この樹状細胞のさまざまな機能に対する温熱ストレスの影響についても研究が進んでいる．ここでは，近年，癌治療の分野で盛んに基礎研究と臨床応用が行われている樹状細胞と温熱療法について概説する．

DC の抗原捕捉と温熱

　未熟樹状細胞が抗原を捕捉すると成熟化し，所属リンパ節においてナイーブTリンパ球に抗原提示する．このときの抗原がHSPにシャペロンされていると，それを捕捉した樹状細胞の成熟化が促進されることはよく知られている．したがって，HSPを誘導する温熱ストレスが，抗原サイドから樹状細胞を活性化することは容易に想像できる．また，樹状細胞に温熱ストレスを加えたときに抗原捕捉能が亢進しているとする報告も散見される[15,16]．さらに，同じ抗原提示細胞であるマクロファージについては，40℃の温熱処理を行うことでその貪食能が40%増加するとの報告がある[17]．また，抗原提示細胞ではないが，好中球の貪食能も37℃より41℃のほうが亢進していることもわかっている（p.15参照）．これらの事実からも，樹状細胞の抗原捕捉能も温熱ストレスで亢進するものと考えられる．近年，ペプチドワクチンや樹状細胞ワクチンなどの臨床応用が盛んに試みられているので，樹状細胞の抗原捕捉能への温熱の影響は非常に重要な検討項目である．

DC の所属リンパ節への移行と温熱

　通常，樹状細胞は未熟な状態で末梢組織に分布し，抗原を捕捉するとサイトカインなどの刺激により組織を離れ，輸入リンパ管を経て所属リンパ節のT細胞領域へと集積する．この間に未熟樹状細胞は成熟し，ナイーブT細胞に対して抗原提示するとともに共刺激分子を発現する．未熟樹状細胞が抗原を捕捉したのち所属リンパ節へ移行する過程における温熱ストレスの影響については，in vitro と in vivo の両方で検討されている．それらの検討によると，39.5～40℃の温熱ストレスは皮内の樹状細胞，すなわちランゲルハンス細胞の所属リンパ節への移行を促進する[18]．ま

た，この促進効果は抗原を捕捉した樹状細胞，すなわち，所属リンパ節への移動刺激の入った樹状細胞だけでなく，定常状態の未熟樹状細胞にも同様に働くことがわかっている．したがって人為的に温熱ストレスをかける場合（ハイパーサーミア），樹状細胞が癌抗原を捕捉した直後に温熱ストレスをかけることが重要と考えられる．

DC の成熟化と温熱

　未熟樹状細胞の成熟化により，樹状細胞の細胞膜上の分子（たとえば，MHC クラス II，CD40，CD80，CD86 など）の発現が増強する．これらの分子の発現が，温熱ストレスによりどのような影響を受けるのかについては，発現が亢進するという研究報告と発現は変化しないという研究報告がある．これらの研究報告を詳細に検討すると，研究に用いた樹状細胞の由来，温熱ストレスの程度と持続時間，ストレス負荷後の経過時間などにより，樹状細胞の成熟化への影響が異なると考えられる．ただ複数の研究報告で温熱ストレスにより樹状細胞の成熟化細胞表面マーカーの発現が促進される結果が出ており，抑制されるという報告はないので，温熱ストレス後，樹状細胞の成熟化が促進される時期があるのは間違いないと思われる．

DC からのサイトカインの分泌と温熱

　樹状細胞が成熟すると前述の細胞膜上の分子の発現が亢進するだけでなく，IL-12 などの**サイトカイン**の合成と分泌が活発となることが知られている．Tournier らは，LPS によって刺激を受けた樹状細胞の IL-12 の産生が温熱ストレスで増強し，IL-10 の産生が抑制されることを報告している[19]．LPS による刺激を受けていない樹状細胞は，温熱ストレスを受けても受けなくても IL-12 の産生は認めない．すなわち，温熱ストレスそのものが樹状細胞からのサイトカインの産生を促すことはないようである．この現象は，複数の研究者によって報告されている．したがって，サイトカインの産生という面から樹状細胞の成熟化における温熱ストレスの影響を考察すると，温熱ストレスは樹状細胞の成熟化を促進しているといえる．前項で述べた細胞表面マーカーは，その発現変動が一過性であるために実験条件により結果が異なった可能性が高い．

DC のナイーブ T 細胞に対する刺激と温熱

　抗原提示細胞のなかで成熟化樹状細胞は，ナイーブ T 細胞を刺激する最も有力な細胞である．したがって，樹状細胞の成熟化および抗原提示能に関する最も重要で，臨床に直結した評価方法は，ナイーブ T 細胞の増殖や IFN-γ の産生や実験に用いたモデル抗原に対する反応性を調べることである．温熱処理した樹状細胞は，温熱処理していない細胞に比べて T 細胞を 2 倍以上刺激することが報告されている．また，OVA を捕捉した樹状細胞を温熱処理（41℃，6 時間）した場合，OVA を特異的に認識する T リンパ球からの IFN-γ の産生が亢進することも in vitro で確認されている[20]．

　in vivo においても，OVA や FITC をモデル抗原として用いた研究が報告されている．OVA を皮内投与した直後に温熱ストレスをかけたマウスの所属リンパ節から回収した樹状細胞は，温熱ストレスをかけないマウスから回収した樹状細胞に比べて，OVA を特異的に認識する T 細胞を 4 倍強く刺激する．一方，抗原を投与する前に温熱ストレスをかけたマウスの場合，抗原刺激に特異

的な T リンパ球の増殖は抑制されていた．この現象は，前述した皮内に存在する樹状細胞であるランゲルハンス細胞の所属リンパ節への移行が抗原刺激の有無にかかわらず，温熱ストレスで促進されているという現象に関係していると考えられる．すなわち，抗原を捕捉するという時期に皮内の樹状細胞が減少していることに起因している可能性がある．

※ ※ ※

以上のように樹状細胞に与えるハイパーサーミアの影響は，その詳細まで研究されている．しかし，温熱ストレスが樹状細胞に与える効果のメカニズムや至適加温温度および加温時間，適切なタイミングなど，明らかにすべき点が数多く残されており，今後の研究成果が期待される．

4 抗原提示機構における HSP の役割

Point！
- 癌細胞抗原が樹状細胞に認識される際には抗原が HSP と複合体を作っているほうが認識されやすい．
- ハイパーサーミアは速やかに癌組織の HSP を誘導する．

抗原認識と HSP

生体に進入してきた異物（細菌やウイルス）あるいは生体内で発生した異物（癌）に，生体が立ち向かうための一番重要な反応が**特異的免疫反応**である．その特異的免疫反応を担っているのは，リンパ球である．とくに**細胞性免疫**では，T リンパ球が活躍する．T リンパ球は，異物由来の抗原を直接認識することはできない．ウイルス感染細胞や癌細胞内の抗原タンパク質が分解されてできたペプチドが MHC 分子の先端に結合し，細胞表面に発現した抗原ペプチドと MHC 分子の複合体を T リンパ球は認識することができる．抗原ペプチドが結合する MHC 分子にはクラス I とクラス II の 2 種類があり，それぞれ細胞内での局在が異なる抗原に由来するペプチドを機能の異なる T リンパ球に提示してリンパ球の活性化を促す．異物抗原をそのままでは認識できない T リンパ球へ，別の細胞が抗原を処理して提示することを**抗原提示**といい，抗原提示を行う細胞を**抗原提示細胞**という．癌細胞が自身の異常タンパク質を断片化して MHC クラス I 上に提示する場合や，癌細胞が壊死やアポトーシスに陥った場合に細胞外に放出された癌由来異常タンパク質が抗原提示細胞に提示される過程に HSP がかかわっていることがわかってきた．ハイパーサーミア施行時には，加温臓器（腫瘍を含む）には HSP が誘導されることが明らかとなっている．したがって，ハイパーサーミアの免疫への影響を考えるとき，HSP を抜きには語れない．

主要組織適合性複合体（MHC 分子）

T リンパ球が抗原をそのままで認識するのではなく MHC 分子が関与しているのは，1970 年代

には理解されていた．リンパ球は抗原タンパク質そのものは認識できないが，そのタンパク質の分解産物である抗原ペプチドが MHC 分子と複合体を形成した場合に認識することができる．MHC 分子に結合した抗原ペプチドは，一般的には，内在性の抗原の場合には MHC クラス I 分子を介して，外来性抗原の場合には MHC クラス II 分子によって抗原提示される．細胞傷害性 T リンパ球（キラー T 細胞，CD8 陽性 T リンパ球）が抗原認識する際に関与している MHC 分子はクラス I である．キラー T 細胞は，抗原物質とともに MHC クラス I 分子を識別することが知られている．したがってキラー T 細胞は，同じ抗原ペプチドであってもそのペプチドが結合している MHC クラス I 分子が異なる場合には，その抗原ペプチドを認識できない．このキラー T 細胞が MHC クラス I 分子とともに抗原を認識するとき，MHC クラス I 分子拘束性抗原認識という．

　一方，ヘルパー T 細胞（CD4 陽性 T リンパ球）も抗原をそのままでは認識できず，樹状細胞などの抗原提示細胞が処理した抗原を，しかも抗原提示細胞上の MHC クラス II 分子に提示された場合に抗原を認識する．このような抗原認識機構を MHC クラス II 分子拘束性抗原認識という．MHC クラス I 分子は癌細胞を含めたほとんどすべての細胞に発現しているが，MHC クラス II 分子は，樹状細胞，マクロファージ，B 細胞などの細胞に発現が限定されている．

◇ 抗原プロセッシングの細胞内経路

　MHC クラス II を介して提示される外来性物質の場合に，ヘルパー T 細胞が MHC クラス II 分子拘束性抗原認識を行うためには，まず抗原提示細胞による抗原タンパク質の捕捉が必要である．たとえば，未成熟な樹状細胞は細胞表面にさまざまな受容体を発現しており，これらを介して種々の外来性物質を認識し，細胞内に取り込むことができる．このような機構を受容体依存性エンドサイトーシスという．この機構により外来性物質は，抗原提示細胞のエンドソームに取り込まれて細胞内に入る．このエンドソーム内は pH が低下し，リソソーム由来の酵素が働いて適度に分解されて抗原ペプチドが作成される．こうして作成された抗原ペプチドは，小胞体から移動してきた MHC クラス II 分子，あるいは細胞表面から同じエンドソーム内に取り込まれた MHC クラス II 分子と複合体を形成することになる．この抗原ペプチド・MHC クラス II 複合体が細胞膜表面に移動することで，抗原提示細胞はヘルパー T 細胞に抗原提示が可能となる．どんなに複雑な構造の抗原タンパク質であっても，特異的な T 細胞に認識されるのはある特定の直線的なペプチドである．抗原提示細胞のエンドソーム内に取り込まれた抗原タンパク質がリソソーム由来の酵素によって，適切な抗原ペプチドに処理されることを抗原プロセッシングという．

　一方，内在性抗原タンパク質のプロセッシングおよび MHC クラス I へのローディングは，前述の外来性抗原タンパク質のプロセッシングとは少し異なる．細胞内で合成されたタンパク質はプロテアソームによりペプチドに分解される．プロテアソームは，タンパク質分解活性をもつサブユニット（20S）と制御サブユニット（PA700 あるいは PA28）の複合体で構成されている．PA700 では，ユビキチン化タンパク質認識部位によりユビキチン化されたタンパク質を分解することが可能で，構成プロテアソームとよばれている．一方，PA28 はユビキチン非依存的なタンパク質の分解が可能で，免疫プロテアソームとよばれる．樹状細胞では他の細胞とは異なり未成熟な段階からすでに免疫プロテアソームが存在し，そのうえ成熟化に従って構成プロテアソームから免疫プロテアソームへの変換が促進される．プロテアソームによって分解生成されたペプチ

ドは，細胞質から小胞体内に通じる **TAP**（transporter associated with Ag presentation）というトンネル様の構造を通って小胞体に入り，MHC クラス I と複合体を形成する．ついで，この複合体はゴルジ装置を通過して細胞表面に到達し，細胞傷害性 T 細胞の標的として発現されることになる．

◇ 抗原提示細胞

　ヘルパー T 細胞に抗原を提示する細胞では，MHC クラス II 分子の発現が必要である．これに該当するのは，樹状細胞，マクロファージ，B 細胞である．樹状細胞は全身に分布しており，進入してきた外因性抗原を取り込んで所属リンパ節まで運び，T 細胞に抗原提示する役割がある．マクロファージは，細胞外寄生性細菌を直接貪食するとその抗原情報をヘルパー T 細胞に抗原提示するが，その際の異物処理能力はヘルパー T 細胞の産生する IFN-γ によって増強される．また，B 細胞が抗体を産生するにはヘルパー T 細胞からのシグナルが必要である．したがって，MHC クラス II 分子を発現してヘルパー T 細胞に抗原を提示できることは，都合のよい免疫応答といえる．

　これらの**抗原提示細胞**のなかで，いまだ抗原に出会ったことのないナイーブ T 細胞に抗原を提示して免疫応答を誘導するのに最も威力を発揮するのが，樹状細胞といわれている．T 細胞の免疫反応の誘導には，樹状細胞の MHC クラス I 分子上に発現した抗原ペプチドと T 細胞の TCR の結合を介した刺激だけでなく，もう一つ別の刺激（副刺激）が必要であり，樹状細胞はこの両方の刺激を T 細胞に与えることができるからである．

　キラー T 細胞は，ウイルス感染細胞や腫瘍細胞をみつけて処理することが可能である．ウイルス感染や腫瘍は全身のどの細胞にも起こりうるので，全身のすべての細胞がキラー T 細胞による免疫チェックを受けるためには，MHC クラス I 分子を発現していることが必要である．実際に，生体のすべての細胞が MHC クラス I 分子を発現しているわけで，生体を守るシステムとしてうまく機能している．

◇ 内因性抗原の抗原提示と HSP

　どの細胞でも，細胞質内にいろいろなタンパク質が存在し，その代謝で古くなったものは処分することが必要である．また，mRNA からうまくでき上がらなかったできそこないのタンパク質分子も存在し，これも処分する必要がある．また，ウイルス感染細胞ではウイルスタンパク質が，あるいは癌細胞ではその細胞に特異的なタンパク質が存在し，これらもやがて処分される．これらのタンパク質の処理は，主としてプロテアソームによって行われる．前述のごとく，プロテアソームには，構成プロテアソームと免疫プロテアソームが存在する．これらのプロテアソームによって分解されたペプチド断片の一部は，その細胞質に存在する HSP70 や HSP90 にシャペロンされ，抗原ペプチドとして TAP を通じて小胞体に運ばれる．小胞体内では，合成されたばかりの MHC クラス I 分子が HSP の BiP と結合する．さらにそこで糖鎖付加を受けると**カルネキシン**が結合し，さらにβ_2-**ミクログロブリン**と結合する．MHC クラス I 分子に β_2-ミクログロブリンが結合すると，MHC クラス I 分子に寄り添っていたカルネキシンは離れてゆき，HSP の一種である**カルレティキュリン**が結合する．さらに**タパシン**が結合するが，このタパシンは TAP に結合し

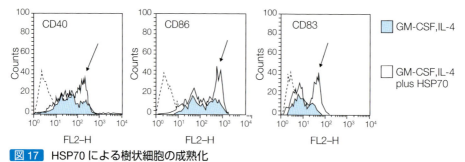

図 17　HSP70 による樹状細胞の成熟化

（Kuppner MC, Gastpar R, Gelwer S, et al.：The role of heat shock protein（hsp70）in dendritic cell maturation：hsp70 induces the maturation of immature dendritic cells but reduces DC differentiation from monocyte precursors. *Eur J Immunol* **31**：1602-1609, 2001 を元に作成）

ている．この状態で TAP を通じて小胞体に運ばれてきた抗原ペプチドを待ち受けているのである．抗原ペプチドが MHC クラスI分子に結合すると，この複合体はゴルジ装置を通過して細胞表面に到達し，細胞傷害性 T 細胞の標的として発現される．以上のように，抗原タンパク質がプロテアソームにより抗原ペプチドに分解されてから，MHC クラスI分子に結合し細胞表面に移動するまでの間には，さまざまな HSP が関与していることが明らかとされている．

◇ 外因性抗原の抗原提示と HSP

　樹状細胞などの抗原提示細胞が細胞外から取り込んだ抗原，つまり細胞内で合成されたタンパク質由来でない抗原も MHC クラスⅡのみならず，MHC クラスI分子に提示されることが明らかとなっている．このような抗原提示を**クロスプレゼンテーション**というが，このような抗原提示は主として樹状細胞によって行われ，マクロファージなど他の抗原提示細胞ではほとんどみられない．

　癌細胞，あるいはウイルス感染細胞から細胞外に流出した腫瘍抗原やウイルス抗原が樹状細胞に取り込まれ，プロセッシングを受けた後にクロスプレゼンテーション機構により MHC クラスI分子上に提示されることにより，CD8 陽性 T 細胞を刺激，活性化することがおこるわけである．すなわちこのクロスプレゼンテーションは，腫瘍免疫に非常に重要な意味をもつ．そして，近年このクロスプレゼンテーションに，HSP あるいは HSP-腫瘍抗原ペプチド複合体が重要な役割を果たしていることが報告されている[21]．Issels ら[22]のグループは，Recombinant HSP70 そのものが未熟樹状細胞の成熟化を促進することを明らかとし，HSP70 が樹状細胞療法のアジュバントとして有用である可能性を示している（図 17）[22]．癌細胞が何らかの癌治療により，あるいは自然に細胞死に陥った場合，細胞質に存在する HSP-ペプチド複合体が細胞外に放出される．樹状細胞上には，HSP レセプターである CD91 が発現しているが，この CD91 を介して HSP-ペプチド複合体は樹状細胞に捕捉され，レセプター依存性エンドサイトーシスにより細胞内に取り込まれると考えられる．Noessner ら[23]は，HSP70 とメラノーマの腫瘍関連抗原であるチロシナーゼの複合体が樹状細胞の成熟化を促し，チロシナーゼペプチド特異的 CTL の誘導を引き起こすことを報告している（図 18）[23]．すなわち，HSP-ペプチド複合体は，樹状細胞に対してはペプチド単独よりもより効率よく抗原提示を行い，ペプチド特異的 CTL の誘導が可能であると考えられる．

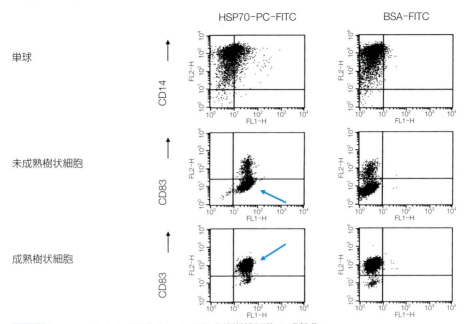

図18 HSP7-ペプチド複合体による未成熟樹状細胞の成熟化
（Noessner E, Gastpar R, Milani V, et al. : Tumor-derived heat shock protein 70 peptide complexes are cross-presented by human dendritic cells. *J Immunol* **169** : 5424-5432, 2002 を元に作成）

※　※　※

　近年，HSP の免疫応答への関与についての研究の進歩は著しく，HSP が腫瘍免疫にさまざまな方面から関与していることが明らかとされた．HSP は，ハイパーサーミア施行直後より約 3 日間は血液内で高値を示し，組織中としてはリンパ球内のHSPのみ経時的に調べたがハイパーサーミア施行後 7 日間高値を示した．

C 臨床篇

ハイパーサーミアと放射線療法・化学療法との併用療法

1　併用療法のメリット

Point !

- ハイパーサーミア単独ではあまり効果は期待できない.
- 放射線療法, 化学療法, 免疫療法と併用することで相乗効果が得られる.

◇ ハイパーサーミアの癌治療における生物学的な有効性

　癌の治療としての温熱療法"ハイパーサーミア"は, 1960年代に培養細胞を用いた温熱の細胞致死効果が確認されて以降, 前述した通り本格的な研究が進んだ. 多くの基礎研究がなされ, ハイパーサーミアの癌治療における生物学的な有効性の根拠をまとめると以下のようになる.

　①42〜43℃の加温により, 加温時間とともに細胞の生存率が低下する. この現象は多くの癌細胞に共通してみられ, 温熱感受性は癌の組織型にあまり左右されないと考えられている.

　②正常組織の血管は, 加温されると恒常性を保とうとする. すなわち, 血管が拡張し血流を増やすことで加温された組織を血液で冷却しようとする. 一方, 腫瘍組織の血管は新生血管であるため, 正常組織の血管のような反応をする機能が欠落しており, 血流は増加せず血液による冷却効果が働かない. したがって, 腫瘍組織のほうが正常組織より加温されやすい.

　③低酸素細胞のほうが高酸素細胞より温熱に弱い. 腫瘍組織は正常組織と比べると血流量が少ないため, 低酸素, 低栄養に陥っている.

　④癌細胞は低酸素状態のため, 嫌気性解糖系が亢進しミトコンドリアでの酸化的リン酸化は抑制されている. しかも興味深いことに, 癌細胞では酸素が十分にある状態でもミトコンドリアでの酸素を使ったエネルギー産生は行わない. 酸素があってもなくても酸素を使わない嫌気性解糖系でエネルギー産生を行い, そのためにグルコースの取り込みが正常細胞の何倍も何十倍も高くなる. 嫌気性解糖系でのグルコースの代謝によって乳酸が増えると, 腫瘍組織が酸性になる. 酸性になるほど, 癌細胞は温熱に弱くなる（図19）.

　⑤放射線あるいは抗癌剤などでDNA鎖が切断, 欠損した場合の初期段階には, DNA鎖修復にかかわる多くの酵素が誘導されるが, 温熱はこのDNA鎖修復酵素の誘導を抑制することで, 放射線あるいは抗癌剤の感受性を増強する.

　⑥放射線と温熱に対する細胞周期の感受性の時期が異なるため, この両者を併用するとどの細胞周期にいる癌細胞にも傷害を与えることができる（図8[4]参照）.

　⑦ハイパーサーミアは, 化学療法で活性化される転写因子NF-κB（図20, 図6参照）の活性化を抑制する. その結果, 化学療法剤の癌細胞に対する抵抗性の発現を抑えることができる（図21, 図22）.

　⑧温熱処理は, 癌細胞のEMTを抑えることが可能である（図9[5]参照）. この作用のため, ハイパーサーミアにより癌の転移・浸潤は抑制される.

　⑨ハイパーサーミアは生体の免疫機能を亢進させる. また, 癌による免疫逃避システムの一部を破壊し, 正常な免疫機能を再構築することも知られている.

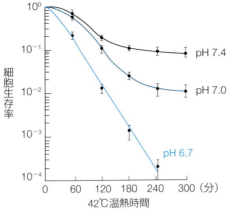

図19 酸性度と温熱時間と細胞生存率の関係
酸性度が高い（pHが低い）ほど，癌細胞は熱に弱い.

Gem 10μM，FCS10%

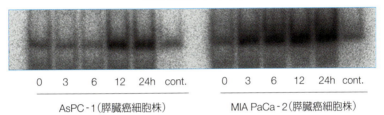

AsPC-1（膵臓癌細胞株）　　　MIA PaCa-2（膵臓癌細胞株）

図20 NF-κB の活性化
2種類の膵臓癌細胞内の転写因子 NF-κB が，ゲムシタビン（GEM）の曝露により活性化している.

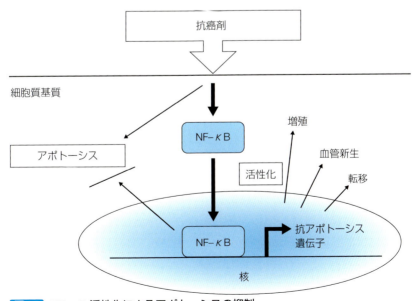

図21 NF-κB 活性化によるアポトーシスの抑制
多くの抗癌剤は，その抗癌作用を発揮する一方，NF-κB を活性化させてアポトーシスを抑制するマイナス効果ももっている.

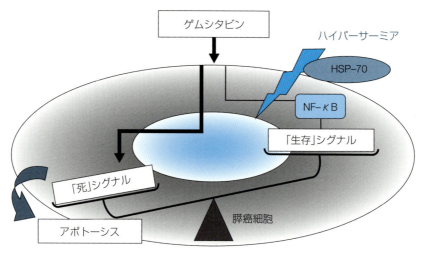

「死」シグナルは「生存」シグナルより優先的に導かれる.

図22 ハイパーサーミアによる NF-κB の抑制
抗癌剤（GEM）によって，活性化される NF-κB をハイパーサーミアは抑制するので相対的に「死」シグナルが強くなる.

 加温装置の開発と現状

　このような癌治療における優れた有効性を示す生物学的根拠をもとに，日本では電磁波による加温装置の開発がすすんだ. 欧米では，1980 年代に数多くの臨床試験が施行され，日本でも 1986 年から電磁波加温装置を用いたハイパーサーミアの臨床試験が開始され，1990 年に放射線治療併用時にかぎり電磁波温熱療法は健康保険適用となった. さらに，1996 年には保険適用の拡大により，化学療法との併用および単独治療も保険収載された. 以降，改定なく浅在性悪性腫瘍または深在性悪性腫瘍に対する一連の加温につき保険点数が設定されている.

　しかしながら，電磁波温熱療法は患者に 1 回の治療をするために約 60 分かかり，加温操作にかかわる温熱療法士（医師，臨床検査技師，放射線技師など）は最低二人必要で人件費もかかる. また，週に 1〜2 回の治療を 1〜3 か月継続することが効果発現には必要で（すなわち治療現場においては，患者の回転が悪く），また電磁波加温装置が高価なことから，医療施設側の経済面・運営面において導入を躊躇する施設が多く，本療法の普及が日本国内でスムーズに進んでいないのが実情である. またその結果，ハイパーサーミアの稼動施設では患者の治療待ちの状態が常に続いている.

　治療効果のエビデンスについては次項に述べるが，ハイパーサーミアの有効性は臨床家の医師にはあまり知られていない. 保険適用となった後にもエビデンスレベルの高い臨床試験（メタアナリシスや第 III 相臨床試験によるレベル I エビデンス）が多数報告されている. また，有望な第 II 相臨床試験の結果が出ている疾患群も多い. 以下の項目では，これまで報告されてきたハイパーサーミアの臨床試験の概要や，現在進行中のハイパーサーミアの臨床試験も含め概説する. なお保険適用となっていない腹腔内温熱化学灌流療法，膀胱内温熱化学療法や全身温熱加温療法のエビデンスも集積されているが，ここでは局所ハイパーサーミアに限定して述べる.

ハイパーサーミア併用放射線療法の エビデンス

 Point !
- 腫瘍のさまざまな因子による治療成績の解析.
- ハイパーサーミア併用放射線療法の臨床試験.

◇ **深在性腫瘍に対する治療成績とその因子の検討**

　はじめに Matsuda らが，1990 年に日本ハイパーサーミア学会雑誌に報告した論文の概略を説明する[24]．彼らは，過去 6 年半の間に 7 施設で施行した 320 例の深在性腫瘍に対して，治療成績と治療成績に関与する因子について検討し，その詳細を報告している．治療法については，放射線の照射量に関しては，当時の標準的な照射量で治療された．ハイパーサーミアは週 2 回の加温を基本としていたが，一部に週 1 回の加温が含まれている．

　治療対象は，原発巣が 249 例（71.9%）で，転移巣が 71 例（21%）であり，表 1[24] にまとめた．また，腫瘍の大きさと組織型を表 2[24] にまとめた．

　治療効果判定は，当時の固形癌治療効果判定基準に準じて行われた．1 回の加温で治療を打ち切った 4 例を除く 316 例に対して，局所治療効果を判定した．その結果，全体で CR 58 例（18.8%），PR 95 例（30.7%），NR 156 例（50.5%）である（表 3）[24]．有効率（CR+PR）については，食道癌，卵巣癌，乳癌，子宮癌は，80%以上の有効率であり，転移性肝癌，膵臓癌，肝

表1 原発癌と治療対象

	原発臓器		転移臓器			計
	原発性	再発性	腹壁，臀部など	四肢など	他の臓器	
直腸癌	14	55			6	75
子宮癌	22	30		1	1	54
結腸癌	1	12			11	24
乳癌	18	1	1	1	1	22
肝癌	13	3		2		18
胃癌	3	3	1	1	9	17
肺癌	10			2	2	14
食道癌	9	2			1	12
卵巣癌	3	6	1			10
膵癌	7				1	8
その他の臓器の癌	9	4	4		3	20
肉腫	8	12	2	4	8	34
悪性黒色腫				1	2	3
その他		4			5	9
計	117 (30.6%)	132 (41.3%)	9 (2.8%)	12 (3.6%)	50 (15.6%)	320

（Matsuda T, et al.：Thermoradiotherapy of deep-seated tumors-Analysis of Joint Research at Several Institutions-. *Jpn J Hyperthermic Oncol* **6**：411-424, 1990 より引用）

表2　腫瘍の大きさと組織型

	腫瘍径（cm）						計
	3.9 以下	4〜5.9	6〜9.9	10〜14.9	15 以上	未計測	
腺癌	8	31	72	40	25	9	185 （57.8%）
扁平上皮癌	10	12	24	12	3	1	62 （19.3%）
肝細胞癌	1	1	3	10	4		19 （5.9%）
他の癌腫		1	3	3	1		8 （2.5%）
肉腫			3	13	18		34 （10.6%）
悪性黒色腫				2	1		3 （0.9%）
その他			3	3	2	1	9 （2.8%）
計	19 （5.9%）	45 （14.0%）	108 （33.8%）	83 （25.9%）	54 （16.9%）	11 （3.4%）	320

（Matsuda T, et al.：Thermoradiotherapy of deep-seated tumors-Analysis of Joint Research at Several Institutions-. *Jpn J Hyperthermic Oncol* **6**：411-424, 1990 より引用）

表3　局所治療効果の判定（7 施設，1982 年 1 月〜1989 年 6 月）

	症例数	CR		PR	NR	NE
直腸癌	69	3		18	46	2
子宮癌	54	25	（81.4%）	19	10	
乳癌	21	10	（85.7%）	8	3	
結腸癌	19	1		10	8	
肝細胞癌	19		（21.1%）	4	15	
胃癌	14	1		7	6	
肺癌	12	1		3	7	1
食道癌	12	7	（100%）	4		1
卵巣癌	9	3	（87.5%）	4	1	1
膵癌	8		（12.5%）	1	7	
その他の臓器の癌	14	2	（69.2%）	7	4	1
肉腫	33	4	（27.2%）	5	24	
悪性黒色腫	3			1	2	
その他の悪性腫瘍	8	1	（14.3%）		6	1
転移性肝癌	10	0			10	
その他の転移性癌	11			4	7	
計	316	58 （18.8%）		95 （30.7%）	156 （50.5%）	7

（Matsuda T, et al.：Thermoradiotherapy of deep-seated tumors-Analysis of Joint Research at Several Institutions-. *Jpn J Hyperthermic Oncol* **6**：411-424, 1990 より引用）

細胞癌，肉腫の有効率は 10〜20%台にとどまり，治療成績が悪い．これにより，深在性腫瘍に対する温熱併用放射線治療の適応の一つの基準が示されたと考える．

　次に，Matsuda らは，局所治療効果に関連する因子について解析している．まず組織型と局所治療効果であるが，扁平上皮癌と乳癌（腺癌）は，80%台の高い有効率を示した．また，乳癌以外の腺癌の有効率は 41.8%と低い．また肉腫と肝細胞癌の有効率は，それぞれ 27.2%，21%と低い（表 4）[24]．

　腫瘍の大きさと局所治療効果の関係は，以下のように結論づけている．まず，4 cm 未満の腫瘍の有効率は 83.3%と高い．それ以降，腫瘍が大きくなるほど有効率は低下していく（表 5）[24]．

　腫瘍内加温温度と局所治療効果については，表 6[24]にまとめた．CR 症例でみると，腫瘍内温度が 41℃以下では 9.6%と低く，41〜42℃では 10%台，43℃以上では 30%台の CR を認めている．

表4 組織型と局所治療効果

	CR		PR	NR	NE	計
腺癌（Ⅰ）*	10	(81.8%)	8	4		22
腺癌（Ⅱ）**	13	(41.8%)	51	91	5	160
扁平上皮癌	28	(83.8%)	24	10	1	63
肝細胞癌		(21%)	4	15		19
他の癌腫	2		2	4		8
肉腫	4	(27.2%)	5	24		33
悪性黒色腫			1	2		3
その他	1			6	1	8
計	58 (18.8%)	(49.5%)	95 (30.7%)	156 (50.5%)	7	316

＊乳癌
＊＊乳癌以外の腺癌

（Matsuda T, et al. : Thermoradiotherapy of deep-seated tumors–Analysis of Joint Research at Several Institutions–. *Jpn J Hyperthermic Oncol* **6**：411-424, 1990 より引用）

表5 腫瘍の大きさと局所治療効果

	CR		PR	NR	NE	計
3.9 cm 以下	11	(83.3%)	4	3	1	19
4.0〜5.9 cm	9	(53.3%)	15	21	0	45
6.0〜9.9 cm	18	(43.9%)	37	50	1	106
10.0〜14.9 cm	12	(43.9%)	24	46	1	83
15.0 cm 以上	7	(40.4%)	14	31	0	52
未計測	1	(28.5%)	1	5	4	11
計	58	(49.5%)	95	156	7	316

（Matsuda T, et al. : Thermoradiotherapy of deep-seated tumors–Analysis of Joint Research at Several Institutions–. *Jpn J Hyperthermic Oncol* **6**：411-424, 1990 より引用）

当時は癌治療の効果判定は，あらゆる治療において奏効率（有効率：腫瘍縮小効果）で判定していたが，今日では生存率や腫瘍が大きくならない期間などを治療効果の判定に使うことが多い．ただ，当時は，腫瘍の大きさの変化率で抗腫瘍効果を判定していた．そのような状況のなかで，判定に困惑する症例が多々みられたので紹介する．

　深在性腫瘍に対する温熱併用放射線療法の場合（後で述べるが，ハイパーサーミアと化学療法を併用した場合も同様の問題を認める），CT画像に広範な low density area を形成する症例をしばしば経験する．図23 は，悪性髄膜腫（malignant meningioma）の左側骨盤転移症例である．治療前のCTでは，9 cm×11 cm の腫瘍を認めた．この病変に対し 50 Gy の放射線照射と週2回ずつ，合計10回のハイパーサーミアを行った結果，治療終了4か月後のCTでは腫瘍は 6 cm に縮小したが，それ以上に注目すべきは腫瘍全体の80%が low density area を示していることである．この転移巣は，この患者が亡くなる6か月前まで増大することはなかった．ただしこの症例は，

表6　腫瘍内加温温度と局所治療効果

	CR	PR	NR	NE	計
41℃以下	5 (9.6%)	21	26	2	54 (17%)
41℃～	8 (12.3%)	27	30	1	66 (20.9%)
42℃～	17 (19.5%)	27	43	1	88 (27.8%)
43℃～	12 (35.2%)	7	15		34 (10.8%)
43℃以上	15 (38.5%)	9	15	1	40 (12.7%)
不正確な計測	1	4	27	2	34 (10.8%)
計	58 (18.4%)	95 (30.1%)	156 (49.3%)	7 (2.2%)	316

(Matsuda T, et al.：Thermoradiotherapy of deep-seated tumors-Analysis of Joint Research at Several Institutions-. *Jpn J Hyperthermic Oncol* **6**：411-424, 1990 より引用)

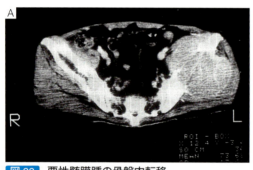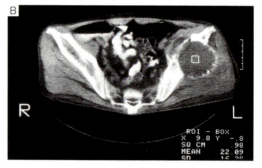

図23　悪性髄膜腫の骨盤内転移
A：治療前 9 cm×11 cm の充実性腫瘍を認める.
B：治療 4 か月後. 腫瘍全体の大きさは変わらないが, 腫瘍の約 80%は低吸収域となっている.

Matsuda らの判定では, NR とされている. また, 別の症例であるが温熱併用放射線療法を実施した直腸癌の症例が, 術前の注腸検査と CT において腫瘍病変の改善が認められず NR と判定したが, 術後の摘出標本の肉眼所見および病理組織学的所見で癌病巣の変性が高度で, viable な癌細胞はほとんど認められなかった症例も報告されている. すなわち, 腫瘍の大きさの変化のみでは奏効率を正しく判定できない場合があるということである.

　最後に, 有害事象についての報告をまとめる. 有害事象なしが 208 例 (65%) であり, 加温部の疼痛が 47 例 (14.7%) と最も多い. それ以外の有害事象については, 表7[24]を参照されたい. 以上の Matsuda らの報告は, 治療効果を奏効率でみており, 生存率などはわからないが, 温熱併用放射線療法の有効な癌種, 組織型, 腫瘍の大きさ, 腫瘍内温度, 有害事象の発生頻度など, 数多くの情報を示している.

表7 有害事象

1．なし	208 例	（65%）*
2．疼痛	47 例	（14.7%）**
3．熱感	8 例	（2.5%）
4．熱傷・水疱	21 例	（6.6%）
5．脂肪壊死	7 例	（2.2%）
6．潰瘍	7 例	（2.2%）
7．組織疲労・抑うつ・胸骨下圧迫感など	17 例	（5.3%）
8．悪心	6 例	（1.9%）
9．その他	5 例	（1.7%）
（出血 3，感染症 1，下痢 1）		

＊記載なしの 35 例を含む．
＊＊下肢痛 5 例，腰痛 4 例，腹痛 4 例を含む．
（Matsuda T, et al.：Thermoradiotherapy of deep-seated tumors-Analysis of Joint Research at Several Institutions-. *Jpn J Hyperthermic Oncol* **6**：411-424, 1990 より引用）

◇ 最近の臨床試験の結果のまとめ

では次に，浅在性腫瘍と深在性腫瘍にわけて，最近の臨床試験の結果について，大栗らが 2015 年にまとめているので紹介する．

（1）浅在性腫瘍

保険適用以前の 1980 年代から適応後の 1990 年代にかけて，腫瘍内温度上昇の得やすい浅在性腫瘍に対するハイパーサーミア併用放射線療法の臨床試験結果は多数報告されている．頭頸部癌や再発・進行乳癌といった浅在性腫瘍に対するハイパーサーミアの有効性を検討した第Ⅲ相臨床試験が多数施行されている．表8 のように，メタアナリシスまたは多くの第Ⅲ相臨床試験で，浅在性腫瘍に対して放射線治療にハイパーサーミアを加えることでの局所制御率や腫瘍縮小率の有意な改善が得られている[25～42]．

1996 年に報告された進行・再発乳癌の 5 つの第Ⅲ相臨床試験のメタアナリシスによると，放射線治療にハイパーサーミアを併用することで局所制御率および腫瘍縮小率の有意な改善が得られることが確認されている（表9）[25]．さらに興味深い報告としては，進行・再発乳癌の 4 つの第Ⅲ相臨床試験を対象としたハイパーサーミアのメタアナリシスの報告がある．この解析では，腫瘍内加温データ解析を行い腫瘍内温度を十分に上昇できた症例は，温度上昇が不良であった症例や放射線単独群と比較して有意に局所制御率の改善が得られたと報告されている．European Society for Hyperthermic Oncology（ESHO）は，再発・転移性悪性黒色腫に対して多施設共同の第Ⅲ相臨床試験を施行し，放射線治療にハイパーサーミアを加えることで局所制御率および腫瘍縮小率が有意に改善することを 1995 年に報告している[28]．同試験での腫瘍内最低温度は 43℃，30 分を目標としており，良好な加温が施行できたことがこの結果に貢献したものと推測される．

腫瘍内温度上昇が治療効果に大きく関与することから，デューク大学のグループは，あらかじめ試験的にハイパーサーミアを行い，良好な腫瘍内温度上昇の得られた症例のみを登録し無作為化する第Ⅲ相臨床試験を施行し 2005 年に報告した[27]．試験的ハイパーサーミアにより，13 例（11%）のみが十分な温度上昇が得られず臨床試験に登録されなかったが，温度上昇の得られた

表8 レベルⅠエビデンス一覧

報告	研究デザイン	国	年	疾患	患者数 (n)	治療	HT追加による改善効果
浅在性腫瘍の温熱放射線療法							
Vernon CC[25]	Meta-analysis	Five RCTs	1996	Recurrent breast cancer	306	RT±HT	TRR
Hua[26]	PhaseⅢ	China（S）	2011	Nasopharyngeal cancer	180	RT±HT	PFS, LC
Jones[27]	PhaseⅢ	USA（S）	2005	Superficial tumor (recurrent breast cancer etc.)	132	RT±HT	LC
Overgaard[28]	PhaseⅢ	Europe（M）	1995	Malignant melanoma	138	RT±HT	LC
Valdagni[29]	PhaseⅢ	Italy（S）	1994	Head and neck cancer	44	RT±HT	OS, LC
Perez[30,31]	PhaseⅢ	USA（M） RTOG 81-04	1991	Superficial tumor (recurrent breast cancer, head and neck cancer etc.)	307	RT±HT	LC, TRR (Tumor size ≦3 cm)
Datta[32]	PhaseⅢ	India（S）	1990	Head and neck cancer	65	RT±HT	LC
深在性腫瘍の温熱放射線療法							
Lutgens[33]	Meta-analysis	Six RCTs	2010	Cervical cancer	267	RT±HT	OS, LC
De Haas-Kock[34]	Meta-analysis	Six RCTs	2009	Rectal cancer	520	RT±HT	OS, TRR
Mitsumori[35]	PhaseⅢ	Asia（M）	2007	NSCLC	80	RT±HT	LC
Harima[36]	PhaseⅢ	Japan（S）	2001	Cervical cancer	40	RT±HT	LPFS
van der Zee[37]	PhaseⅢ	Europe（M）	2000	Cervical cancer	114	RT±HT	OS, TRR
				Bladder cancer	101		TRR
Berdov[38]	PhaseⅢ	Russia（S）	1990	Rectal cancer	115	RT±HT	OS, TRR
浅・深在性腫瘍の温熱放射線療法							
Horsman[39]	Meta-analysis	Twenty-three RCTs	2007	Various cancers	1,861	RT±HT	LC
温熱化学療法							
Issels[40]	PhaseⅢ	Europe（M）	2010	High-grade soft tissue sarcoma	341	CT±HT	OS, DFS, LPFS
Kondo[41]	PhaseⅢ	Japan（M）	1995	Liver cancer	26	CT±HT	TRR
温熱化学放射線療法							
Kitamura[42]	PhaseⅢ	Japan（S）	1995	Esophageal cancer	66	CRT±HT	OS, TRR

RCT：randomized controlled trial, RT：radiotherapy, HT：hyperthermia, TRR：tumor response rate, PFS：progression-free survival rate, LC：local control rate, OS：overall survival rate, LPFS：local progression-free survival rate, S：single-institution study, M：multicenter trial, NSCLC：non-small cell lung cancer, CT：chemotherapy, CRT：chemoradiotherapy.

122 例（再発・進行乳癌を中心とした浅在性腫瘍患者）が登録された．腫瘍縮小率および局所制御率において，ハイパーサーミアと放射線治療併用群は放射線治療単独群に比べ有意な改善が得られた．また，267 例が登録された子宮頸癌の 6 つの第Ⅲ相臨床試験のメタアナリシスの結果でも，腫瘍完全消失率，局所制御率，全生存率においてすべて有意差をもって，放射線療法にハイ

表9 乳癌：放射線治療±温熱療法，5つの第Ⅲ相臨床試験のメタアナリシス

	n	腫瘍消失率 RT vs RT＋HT	オッズ比 (95% CI)
初回照射	96	60% vs 63%	1.2 (0.5-3.3)
再照射	210	31% vs 57%	2.3 (1.4-3.8)
全例	306	31% vs 55%	4.7 (2.4-9.5)

（Vernon CC, Hand JW, Field SB, et al.：Radiotherapy with or without hyperthermia in the treatment of superficial localized breast cancer：Results from five randomized controlled trials. International Colaborative Hyperthermia Group. *Int J Radiat Oncol Biol Phys* **35**：731-744, 1996 を元に作成）

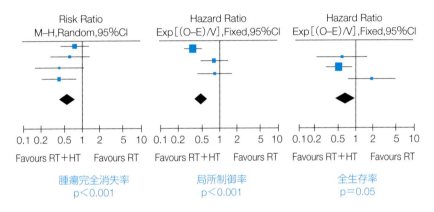

図24 子宮頸癌：放射線治療±温熱療法
メタアナリシス，6つの第Ⅲ相臨床試験，総267例.
（Lutgens L, van der Zee J, Pijls-Johannesma M, et al.：Combined use of hyperthermia and radiation therapy for treating locally advanced cervix carcinoma. *Cochrane Database Syst Rev* CD006377, 2010 を元に作成）

パーサーミアを併用するほうが，成績がよいことが報告されている（図24）[33].

　このように浅在性腫瘍（頭頸部癌，再発乳癌，悪性黒色腫）は，メタアナリシスおよび多くの第Ⅲ相臨床試験で放射線治療にハイパーサーミアを加えることでの局所制御率や腫瘍縮小率の改善が確認されている．浅在性腫瘍では十分な腫瘍内温度上昇が得られる症例が多く，温度上昇に伴う放射線増感効果が期待できるものと考える．前述のようにメタアナリシスでも腫瘍内温度上昇と局所制御率・腫瘍縮小率の関連は確認されている．一方，有害事象に関しては，前述の第Ⅲ相臨床試験においてハイパーサーミアを加えることで放射線治療の急性・晩期障害が有意に増加したとする報告はない．

(2) 深在性腫瘍

　深在性腫瘍に広く用いられている誘電型加温装置は，体厚より小さな電極では深部が十分に加温されないため大型（直径30 cm以上）の電極が必要であり，標的病変に比較しかなり広範な領域を加温せざるを得ない．ただ，この加温領域が広範になることは必ずしもマイナス要素ではな

く，癌の微小転移を治療あるいは予防することに役立っているようである．ただ，広範を加温するために熱感，皮下脂肪過熱や疲労感を生じやすくなり，標的温度の十分な時間の上昇には患者の体力的負担を生じる．よって深部加温では，放射線治療の良好な増感効果の得られる 42.5℃以上の温度上昇が浅在部加温のように容易には得られにくい．とくに肥満患者では，加温領域の皮下脂肪過熱を生じやすく，温度上昇が不良な点が示されている．RTOG（The Radiation Therapy Oncology Group）により 1980 年代に施行された第Ⅰ/Ⅱ相試験では，骨盤・腹部の深在性進行癌の総 53 例に温熱放射線療法が施行されたが，予定されたハイパーサーミアの完遂率は 32%と低く，その原因は患者のハイパーサーミアによる苦痛がおもなものであった．腫瘍の完全消失率は 39%にとどまり，加温や測温に関する技術的な問題点が多く指摘された．保険適用後の 1990 年代には加温技術の改良がなされた深部加温装置による温熱放射線治療の第Ⅰ/Ⅱ相試験が複数行われ，有望な結果が得られた．その後，非小細胞肺癌[35)]や子宮癌[36)]では，局所制御率や腫瘍縮小率の有意な改善が第Ⅲ相試験で確認されている．さらに，2000 年にオランダのグループが施行した骨盤内悪性腫瘍（子宮癌，膀胱癌）に対する放射線治療単独群と温熱放射線療法群を比較する大規模な第Ⅲ相試験の結果が報告された[37)]．同試験では子宮頸癌においては，全生存率および腫瘍消失率において温熱放射線治療群で有意な改善が得られた．膀胱癌においても腫瘍消失率に有意な改善が確認された．2007 年には局所進行肺癌に対する放射線治療単独群と温熱放射線治療群を比較する第Ⅲ相試験の結果が報告され，全生存率の改善は認められなかったものの温熱放射線治療群で局所制御率の有意な改善を認めている[37)]．2009 年および 2010 年に直腸癌と子宮頸癌に関する複数の第Ⅲ相試験に関するメタアナリシスが発表され，放射線治療にハイパーサーミアを併用することで全生存率の有意な改善が確認されている．

　このように，深在性腫瘍の温熱放射線治療は表在性腫瘍と比べ行われた臨床試験は若干少ないが，子宮頸癌および直腸癌では放射線治療にハイパーサーミアを加えることで，全生存率も含めた有効性がレベルⅠエビデンスとして確認されている（表 8 参照）．また，温熱放射線療法においては浅在性腫瘍と同様に，深在性腫瘍でも良好な温度上昇と治療成績との相関が指摘されている．良好な放射線増感効果が期待される 42.5℃以上の加温が可能な症例群の選別や，加温技術・装置の精度管理が必要不可欠である．副作用は浅在性腫瘍と同様に，上述の第Ⅲ相試験で放射線治療の急性・晩期障害が，深部領域の加温により有意に増加したとする報告はない．

 3 # ハイパーサーミア併用化学療法のエビデンス

Point !
- なぜ温熱処理により抗癌剤の殺細胞効果が上がるのか？
- 臨床症例，おもに第Ⅱ相試験の結果からの考察．

◇ 抗癌剤の温熱による増感効果とタイミング

　多くの抗癌剤において温熱による増感効果が得られることが基礎的に確認されている．白金製

剤（シスプラチン，カルボプラチン，オキサリプラチン），アルキル化剤（シクロホスファミド，ニトロソウレア）や癌性抗生物質（ブレオマイシン，マイトマイシンC，アドリアマイシン）は，40℃前後の比較的低い温度から増感作用が認められている．代謝拮抗剤（5-FU，塩酸ゲムシタビン）や植物アルカロイド（イリノテカン，パクリタキセル，ドセタキセル）においても温熱増感効果が確認されている．加温による抗癌剤の細胞膜の透過性亢進やDNA損傷からの回復阻害，抗癌剤によるNF-κBの活性化の温熱による阻害作用がおもな機序とされる（図6参照，図25）．

　抗癌剤の投与とハイパーサーミアのタイミングについては，多くの抗癌剤については抗癌剤投与中にハイパーサーミアを施行するのが一番よい場合が多い．実際には，化学療法室を有する病院では化学療法がその部屋でなされるため，ハイパーサーミア施行中に抗癌剤を投与するのは無理である．ただ，大腸癌の化学療法のFORFOXやFOLFIRI，あるいは，膵臓癌の際に用いるFOLFIRINOXなど，46時間の持続投与の場合は，投与開始の翌日の抗癌剤投与中にハイパーサーミアを施行するのが有効と考える．また，基礎研究から，GEMはハイパーサーミアの後に行うのが効果的である[43]．経口的に投与する抗癌剤については，ハイパーサーミアのタイミングについてはほとんど配慮せずに行っている．

◇ 全身化学療法にハイパーサーミアを併用する臨床試験

　全身化学療法にハイパーサーミアを併用する臨床試験が行われている疾患として高悪性度軟部肉腫がある．1990～2000年代に複数の有望な第Ⅱ相試験の結果が報告された．その後，温熱化学療法の初の大規模な第Ⅲ相試験がESHOにより施行された．2010年にその結果が報告され，高悪性度軟部肉腫の術前および術後化学療法にハイパーサーミアを併用することで，全生存率，無病生存率および局所制御率の有意な改善が得られる点が確認された（図26）[40]．この試験での腫瘍内温度の中央値は41.8℃とされており，温熱放射線療法ほど高い温度上昇は必要としない印象である．

　ほかにも第Ⅲ相試験として小規模なものではあるが，肝細胞癌または転移性肝癌に対する動注

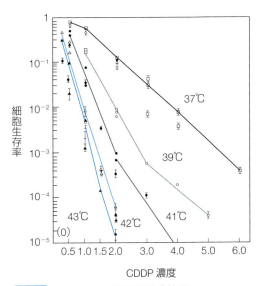

・温熱により，細胞膜の透過性が
亢進し，細胞内の抗癌剤濃度が
高まる．

・抗癌剤によるDNA損傷からの回
復が熱により阻害される（DNA
修復酵素の誘導の阻害作用）．

・抗癌剤で活性化されるNF-κBの
温熱による活性化阻害作用．

・39℃前後の比較的低い温度でも
増強効果がある．

図25　温熱による抗癌剤増感効果

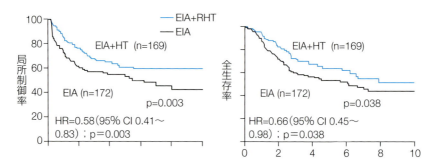

EIA：etoposide＋ifosfamide＋doxorubicin
The median intra-tumoural temperature 41.8℃

図26 高悪性度軟部肉腫に対する術前術後化学療法 vs 術前術後化学療法＋温熱療法の多施設共同第Ⅲ相臨床試験

（Issels RD, Lindner LH, Verweij J, et al.：Neo-adjuvant chemotherapy alone or with regional hyperthermia for localized high-risk soft-tisue sarcoma：A randomized phase 3 multicentre study. *Lancet Oncol* **11**：561-570, 2010 を元に作成）

表10 加温単独と DSM（一過性塞栓物質）併用加温の腫瘍内最高温度

症例	腫瘍内最高温度	
	加温単独	DSM 併用加温
1	42.1	43.0
2	41.2	42.0
3	42.0	42.0
4	40.8	42.8
5	40.2	40.6
6	42.0	43.9
7	42.1	43.1
8	40.1	41.1
平均	41.3	42.3

化学塞栓療法にハイパーサーミアを併用し，有効性を検討したものがある[41]．1995 年に報告された論文であり，ハイパーサーミアを併用することで肝細胞癌の腫瘍縮小率の有意な改善が確認されている．この報告は筆者らが行った臨床試験であるが，肝臓癌に対して，動注化学塞栓療法により一過性に腫瘍内の血流を止めておくことにより，血液によるクーリング作用がなくなり腫瘍内温度が約 1℃は上昇することを確認した（表 10）．また，腫瘍栄養動脈を塞栓すると腫瘍内温度の上昇速度も速い（図 27）[44]．速やかに加温することは抗腫瘍効果の増強につながることがわかっている．この試験での奏効率をみると，化学塞栓療法単独群での 42％に比して，ハイパーサーミアの併用療法群では，奏効率は 56％まで増加している（表 11）[45]．また，生存率でも有意に併用群で高い（図 28）．この臨床試験の時も，奏効率の評価方法で問題となったのが，前述の Matsuda らも指摘している固形がん評価基準であった．図 29 の肝細胞癌の例では，治療前後で腫瘍の大きさはほとんど変わりないが，治療後の造影 CT をみる限り，viable cancer cell はほとんど消失しているようにみえる．しかしこの症例は，臨床試験では NC と判断された．ハイパーサーミアを放射線療法や化学療法と併用する場合は，抗腫瘍効果については特別な判定方法を考慮すべきと考える．

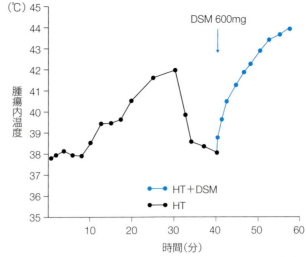

図27　温熱療法施行時の腫瘍（肝細胞癌）内温度の経時的変化

はじめの 30 分間の加温は，ハイパーサーミア単独，一度ハイパーサーミアを off とし，肝臓癌内の温度が加温前に戻るのを待ってから，DSM（一過性塞栓物質）を固有肝動脈内に動注すると，腫瘍内の加温速度が速くなり，また最高到達温度も高くなる．

（吉川敏一，古倉　聡，近藤元治：特集　肝胆すい悪性腫ようの化学療法と放射線療法　肝細胞癌―非切除例に対する治療　TAE 化学療法と他療法の併用　温熱化学塞栓療法，肝胆膵 **25**：637-641, 1992 より引用）

表11　肝臓癌患者の治療別腫瘍縮小効果

治療法	腫瘍縮小効果（人）				奏効率
	完全に消失	縮小	不変	増悪	
温熱療法	0	0	4	0	0% (0/4)
肝動脈化学塞栓療法	2	9	15	0	42% (11/26)
温熱療法＋肝動脈化学塞栓療法	2	8	8	0	56% (10/18)

不変であっても進行癌が大きくならない，ということは効果が高いという見方をする．また，増悪（悪くなる）になった人が 1 人もいないという点にも注目．

（小山田裕一，吉川敏一，伊谷賢次，市川　寛，田井中憲三：第 11 回動注癌化学療法研究会　一般演題　肝細胞癌に対する温熱併用化学塞栓療法　温熱療法併用の有無による治療成績の検討，癌と化学療法 **16**：3070-3074, 1989 より引用）

　2000 年以降，再発卵巣癌，癌性腹膜炎，膵癌，非小細胞肺癌といった難治性の再発・転移癌に対する全身化学療法と，ハイパーサーミアを加えた温熱化学療法の有望な第Ⅱ相試験の結果が相次いで報告されている（表12）[46〜56]．いずれも深部加温法としては電磁波温熱療法が用いられた．抗癌剤の増感に必要と推定される温度上昇（40〜41℃程度）は大部分の症例で達成しうる点

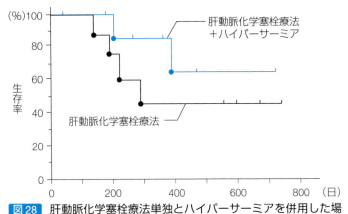

図28　肝動脈化学塞栓療法単独とハイパーサーミアを併用した場合の生存曲線
ハイパーサーミアを併用すると400日時点での生存率が60%を超える結果となる.

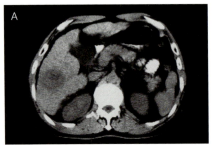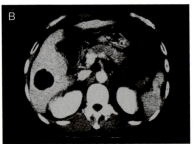

図29　原発性肝癌（化学塞栓療法とハイパーサーミアの併用治療）
腫瘍サイズはほぼ不変であるが，腫瘍内はネクローシスを思わせる.
A：治療前.
B：化学塞栓療法とハイパーサーミア施行8週後.

や浅在性加温ほど手間やテクニックを必要としない点から，集学的治療に組み入れやすいメリットがある．筆者らの行った切除不能進行膵臓癌についての検討をみてみると，ゲムシタビン単独治療での生存期間中央値が198日であったのに対して，ゲムシタビンにハイパーサーミアを併用すると生存期間中央値は，327日まで延長した（図30）[57]．とくに生存期間について，年齢，性別，performance status，stageについてハザード解析を行った結果，stageについてのみ有意差が出た（図31）[46]．stage 4aに対してゲムシタビンとハイパーサーミアを併用した場合，生存期間の中央値は17.7か月であったが，stage 4bの生存期間中央値はわずか5.2か月であった[46]．この結果から，ハイパーサーミアの腹部での加温範囲が原発巣のある膵臓だけでなく肝臓や腹腔内全体を占めることから，治療前に画像上指摘できなかった微小転移を消滅させたり，あるいは治療中に発生した新たな肝臓転移や腹膜播種を早期に治療している可能性が考えられる（図32）．またこの第Ⅱ相臨床試験の症例のなかには，図33に示すようにほぼ原発巣が消失した症例も認められた．今後は，第Ⅱ相試験で有望な結果の得られた疾患の第Ⅲ相試験の施行が望まれる.

表12 ハイパーサーミアを加えた温熱化学療法の有望な第Ⅱ相試験

報告	年	疾患	患者数 (n)	治療	アウトカム
温熱化学療法					
Ishikawa[46]	2012	Pancreatic cancer	18	CT（GEM）＋HT	MST：17 mos（locally advanced cases）
Shen[47]	2011	NSCLC	80	CT（CDDP/GEM）±HT	The addition of HT improved TRR and QOL.
Schlemmer[48]	2010	High-grade soft tissue sarcoma	47	CT（EIA）＋HT→S＋RT	MST：105 mos.
Fotopoulou[49]	2010	Recurrent ovarian cancer	36	CT（Doxil）＋HT	MST：12 mos.
Cho[50]	2008	Peritoneal carcinomatosis	45	CT（various）＋HT	3-y OS：29%
Jiang[51]	2007	NSCLC	29	CT（DOC）＋HT	1-y OS：45%
温熱化学放射線療法					
Hulshof[52]	2009	Resectable esophageal cancer	28	CRT＋HT→S	pCR rate：19%, 2-y OS：57%
Westermann[53]	2005	Cervical cancer	68	CRT＋HT	CR rate：90%, 2-y OS：84%
Jones[54]	2003	Cervical cancer	13	CRT＋HT	CR rate：100%
Rau[55]	1998	Rectal cancer	37	CRT＋HT→S	ORR：89%, 3-y OS：86%
温熱化学療法					
Maluta[56]	2007	High-risk prostate cancer	144	RT＋HT	5-y OS：87%, 5-y bDFS：49%

CT：chemotherapy, HT：hyperthermia, GEM：gemcitabine, CDDP：cisplatin, EIA：etoposide, ifosfamide, adriamycin, Doxil：doxorubicin hydrochloride, DOC：docetaxel, S：surgery, MST：median survival rate, TRR：tumor response rate, QOL：quality of life, PFS：progression-free survival rate, LC：local control rate, OS：overall survival rate, pCR：pathological complete response, CR：complete response, ORR：overall resectability rate, RT：radiotherapy, bDFS：biochemical disease-free survival rate.

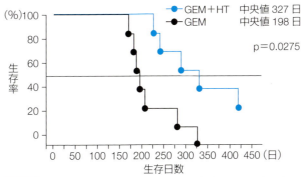

図30 膵臓癌におけるゲムシタビン単独とハイパーサーミア併用の比較

（Ishikawa T, Kokura S, Oyamada H et al.：Effects of a sequential combination of hyperthermia and gemcitabine in the treatment of advanced unresectable pancreatic cancer：A retrospective study. *Thermal Medicine* **24**：131-139, 2009 より引用）

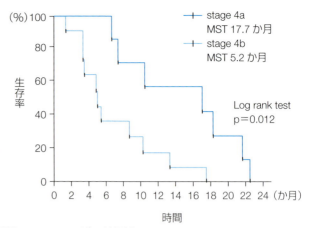

	HR （95% C. I.）	p
年齢≧65	1.69 （0.31-9.14）	0.54
性別F	0.35 （0.06-2.07）	0.27
PS	2.13 （0.77-5.88）	0.14
stage：4b	4.01 （1.08-14.9）	0.04

図31 切除不能進行膵臓癌の生存期間についてのハザード解析
（Ishikawa T, Kokura S, Sakamoto N et al.：Phase Ⅱ trial of combined regional hyperthermia and gem-citabine for locally advanced or metastatic pancreatic cancer. *Int J Hyperthermia* **28**：597-604, 2012 より引用）

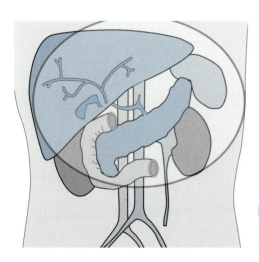

図32 腹部（膵臓）に対するハイパーサーミアの加温範囲
肝臓や腹腔内も含む広範囲に及ぶ．

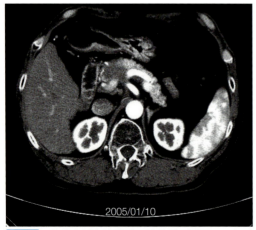

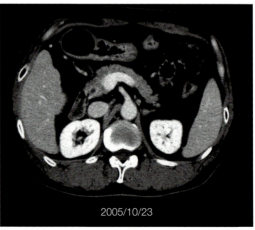

図33 膵臓癌が腹腔動脈や脾動脈に浸潤し，切除不能と判断された stage 4a の症例
ゲムシタビンとハイパーサーミアの併用により原発巣は，ほぼ消失している．

**ハイパーサーミア併用化学放射線療法の
エビデンス**

Point！
- 子宮頸癌に対する日本国内の多施設共同無作為比較第Ⅲ相試験．
- 今後の直腸癌および食道癌の第Ⅲ相試験．

 温熱化学放射線療法の臨床試験とエビデンス

1990 年代以降，化学放射線療法の有効性が広く確認され，現在，多くの癌腫において標準的治療となっているもののその治療効果はいまだに限定的であり，多くの局所進行癌ではさらなる治療成績の改善が望まれている．しかしながら，化学放射線療法にハイパーサーミアを加えることの有効性を検討したエビデンスレベルの高い報告は限られている．唯一結果の報告されている第Ⅲ相試験として，食道癌に対して腔内加温法を用いた温熱化学放射線療法と化学放射線療法との比較がなされており，温熱を加えることでの全生存率の有意な改善が確認されている．

局所進行子宮頸癌では有望な複数の温熱化学放射線療法の第Ⅱ相試験の結果があり，わが国とESHO で化学放射線療法にハイパーサーミアを加える有効性を比較する第Ⅲ相試験が行われている．Harima ら[58]は，日本国内の 5 施設による他施設共同無作為比較第Ⅲ相試験を 2001 年から2015 年にかけて施行し，*International Journal of Hyperthermia*（2016）に報告している．この報告によると，101 人の子宮頸癌の患者が臨床試験に参加し，化学放射線療法単独群と温熱化学放射線療法群に無作為にわけられ，5 年生存率（図 34A）[58]，無病生存期間（図 34B）[58]，奏効率などが検討された．5 年生存率，無病生存期間は，温熱化学放射線療法群がそれぞれ 77.8％，70.8％である一方，化学放射線療法単独群では，64.8％，60.6％であった．この結果は残念ながら有意差は認めなかったものの，温熱化学放射線療法群の有用性が示された．また奏効率に関しては，CR 率が温熱化学放射線療法群で 88％，化学放射線療法単独群で 77.6％であり，有意差をもって併用群で良好な成績を示した[58]．

直腸癌においても，局所進行例に対する術前温熱化学放射線療法の第Ⅱ相試験の有望な結果があり，現在，ESHO にて第Ⅲ相試験が施行されている．さらに食道癌においても切除可能例に対する術前温熱化学放射線療法の第Ⅱ相試験の結果をもとに，ESHO にて第Ⅲ相試験が行われている．そのほか，進行乳癌や進行膀胱癌に対する電磁波温熱によるハイパーサーミアを用いた温熱化学放射線療法の第Ⅱ相試験が施行中である．温熱化学放射線療法は，食道癌においてレベルⅠエビデンスを認めるものの，ほかの癌腫では第Ⅱ相試験までの結果である．近日中に追加報告される子宮頸癌，直腸癌および食道癌の第Ⅲ相試験の結果が注目される．

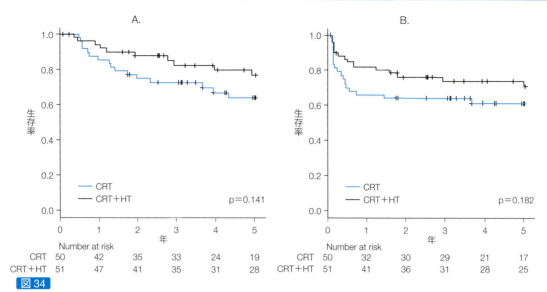

図34

A：全生存率：化学放射線療法単独群（CRT）vs 温熱化学放射線療法（CRT＋HT）
B：無病生存期間：化学放射線療法単独群（CRT）vs 温熱化学放射線療法（CRT＋HT）
（Harima Y, Ohguri T, Imada H, et al.：A multicentre randomised clinical trial of chemoradiotherapy plus hyper-
thermia versus chemoradiotherapy alone in patients with locally advanced cervical cancer. *Int J Hyperthermia*
32：801-808, 2016 より引用）

D アトラス篇

ハイパーサーミアの併用が奏効した症例

本章で紹介する症例は，筆者らが康生会たけだ診療所で経験した症例と，今田　肇先生（戸畑共立病院がん治療センター）より供与いただいた症例である．放射線療法や高気圧酸素療法を併用している症例は，すべて，戸畑共立病院がん治療センターの症例をお借りした．

戸畑共立病院がん治療センターでは，症例によっては高気圧酸素療法を行い，腫瘍内の低酸素状態を改善し，放射線療法や化学療法の増感効果を期待した併用療法をされている．

供覧写真のうち，一部は口絵カラーも参照されたい．

1 一般的な浅在癌と深在癌

CASE 1 分化型甲状腺癌

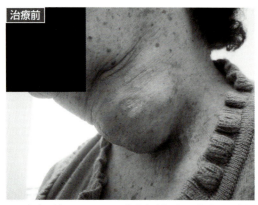
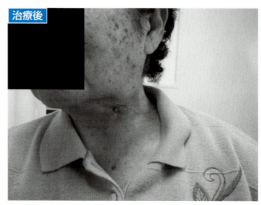

ハイパーサーミア 2 回（腫瘍内温度 47℃），放射線治療 30 Gy にて，CR となり，6 年経過している.
▶口絵 p.ⅳ

CASE 2 分化型甲状腺癌

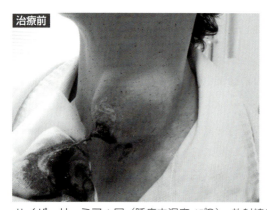
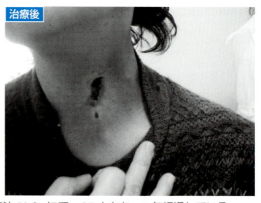

ハイパーサーミア 1 回（腫瘍内温度 45℃），放射線療法 50 Gy にて，CR となり，2 年経過している.
▶口絵 p.ⅳ

CASE 3 鎖骨上窩平滑筋肉腫

治療前
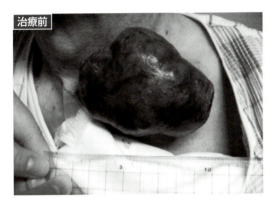

翌日
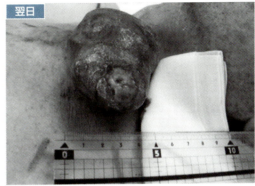

治療後
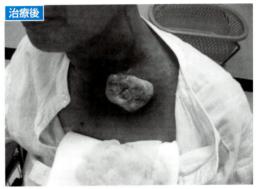

ハイパーサーミア 2 回（腫瘍内温度 52℃），放射線療法 60 Gy にて，治療終了時（3 か月後）には，ほぼ腫瘍は消失している．▶口絵 p.ⅴ

> ### One point memo
> 　浅在性の腫瘍は，ハイパーサーミアにより加温しやすく，腫瘍内を均一に加温できる．そのために，放射線療法や化学療法との併用効果が期待できる．また，ハイパーサーミアは，単独では基本的には治療効果は期待できないのであるが，浅在性腫瘍の場合，やむをえず加温単独治療をした場合に，奏効した例はしばしば経験している．CASE1, CASE2 では，治療前はかなり巨大な甲状腺癌であったが，ハイパーサーミアと放射線治療のみで消失し，数年が経過している．CASE3 は，かなり巨大な平滑筋肉腫といわれる腫瘍であるが，治療開始 3 か月後にはかなり縮小している．とにかく，ハイパーサーミアは，浅在性腫瘍には CR（完全消失）を含めた治療効果が期待できる．

CASE 4 乳癌皮膚再発

治療前
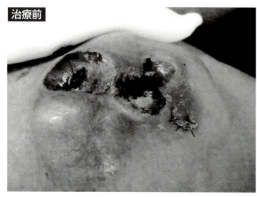

治療後
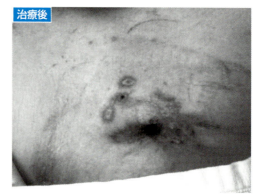

乳癌の皮膚再発に対して，ハイパーサーミア 7 回（腫瘍内温度 48.6℃）とパクリタキセル（PTX）3 投 1 休をくり返し，ほぼ CR となった． ▶口絵 p. V

CASE 5 乳癌腋窩リンパ節転移

治療前
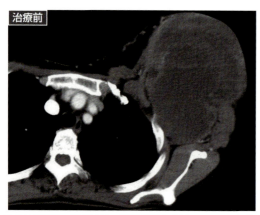

治療後
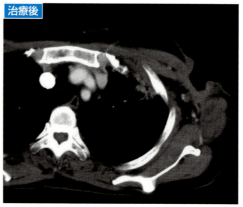

乳癌の術後，腋窩リンパ節再発に対して，ハイパーサーミア 13 回（腫瘍内温度 53.4℃），放射線療法 64 Gy を施行し，ほぼ CR となった．

CASE 6 肺癌鎖骨上窩リンパ節転移

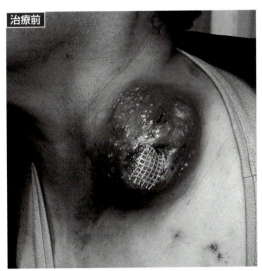
治療前

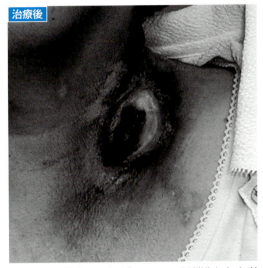
治療後

ハイパーサーミア 3 回（腫瘍内温度 48℃），放射線療法 50 Gy を施行し，ほぼ viable cell は消失したと考えられる症例． ▶口絵 p. vi

CASE 7 食道癌鎖骨上窩リンパ節転移

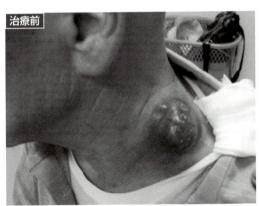
治療前

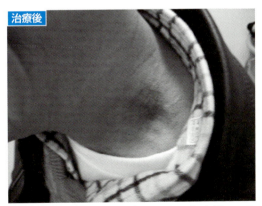
治療後

ハイパーサーミア 2 回（腫瘍内温度 46℃），放射線療法 50 Gy を施行し，ほぼ CR となった症例． ▶口絵 p. vi

左顎下腺癌術後再発

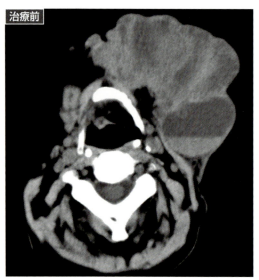
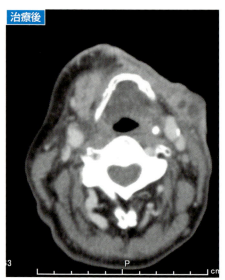

術後再発腫瘍に対し，ハイパーサーミア 10 回（腫瘍内温度 44.2℃），放射線療法 60 Gy を施行し，腫瘍が著しく縮小した症例.

頬粘膜癌術後再発

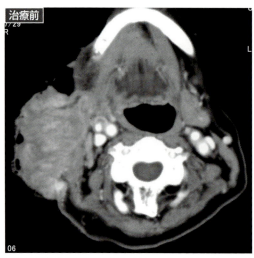
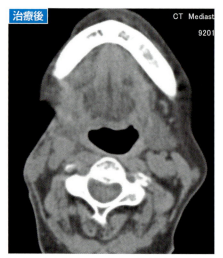

頬粘膜癌術後の局所再発癌に対し，ハイパーサーミア 4 回（腫瘍内温度 45.5℃），放射線療法（IMRT）72 Gy，化学療法としてシスプラチン（CDDP）を 3 週ごとに 3 回投与し，CR となった症例.

CASE 10 食道癌局所再発

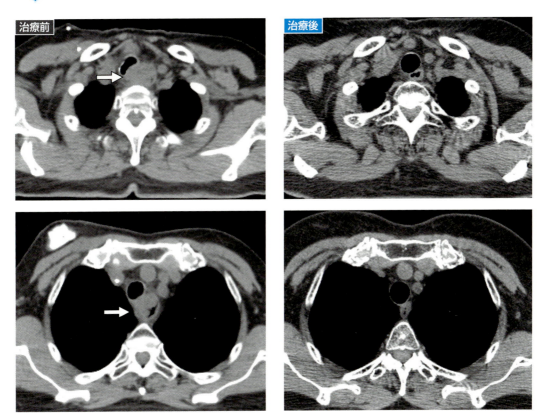

他院にて治療を受けていたが局所再発し，戸畑共立病院がん治療センターに転院後，ハイパーサーミア
を含めた再治療を施行し，CR となり 6 年経過した症例．再治療内容は，ハイパーサーミア 6 回，放射
線療法 30 Gy，化学療法として FP（5FU＋CDDP）2 クール．

CASE 11 T4 食道癌

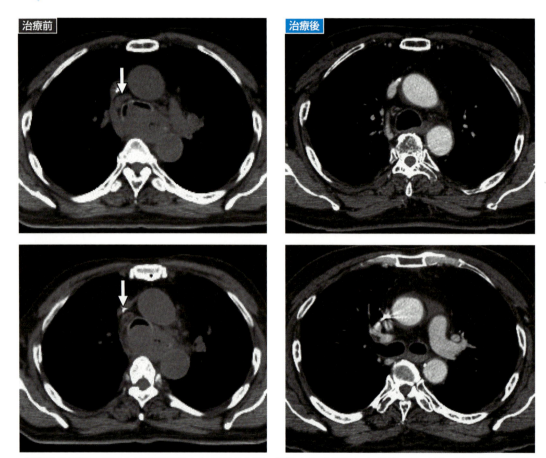

治療前　　　　　　　　　治療後

食道癌の気道圧迫により呼吸困難となり緊急入院，速やかに治療をした症例．ハイパーサーミア 12 回，高気圧酸素療法，放射線療法 64.8 Gy，化学療法として FP 4 クール終了後，CR となり 5 年継続中．

One point memo

　CASE4 や CASE5 のような乳癌の手術後再発の場合，術直後に放射線治療をすでに施行している場合が多いため，CASE4 のようにハイパーサーミアと化学療法の併用療法になることが多いが，やはり浅在性再発の場合は良好な結果となる場合が多い．CASE5 では，初回の治療後，放射線療法をされていなかったと思われ，巨大な腋窩リンパ節転移に対してハイパーサーミアと放射線療法が行われて，CR（完全消失）を得ている．驚くべき結果である．CASE6，CASE7 のような，肺癌や食道癌の鎖骨上リンパ節転移の場合は，腫瘍が浅在性であることと放射線療法を併用することが可能な場合が多く，ほぼ完全に消失する場合が多い．（次頁下へ続く）

肺大細胞癌Ⅳ期（脳転移）

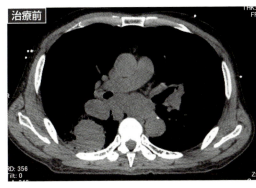
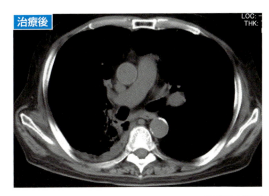
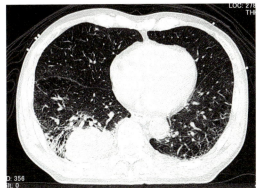
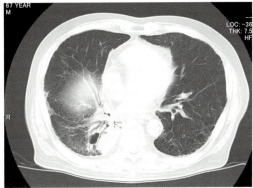

ハイパーサーミア 12 回，放射線療法 60 Gy，化学療法として PAC/CBDCA 使用，脳転移に対しては定位放射線療法を行い，CR を 3 年維持中.

　　CASE8，CASE9 のような比較的特殊な腫瘍の場合も浅在性で放射線療法の感受性があれば，CR（完全消失）する場合が多い．CASE10，CASE11 のように，食道癌が縦隔リンパ節に再発した場合は治療に難渋するが，ハイパーサーミアと放射線療法，化学療法の集学的治療で CR（完全消失）に持ち込める場合もある．このように，浅在癌においても深在癌においても，ハイパーサーミアと放射線療法の併用療法の有効性は顕著である．ただ，放射線療法は同一部位に照射できる線量が決まっているので，その時期に合わせてハイパーサーミアを施行するのが効果的だと思われる．通常は，ハイパーサーミアは週 1 回で行うことが多いが，放射線治療中は，可能ならば週 2 回施行するほうが治療効果は高い．ただし温熱耐性という現象から考えると，ハイパーサーミアは週 2 回以上は行う必要はない.

CASE 13 切除不能肺腺癌 ⅢB 期

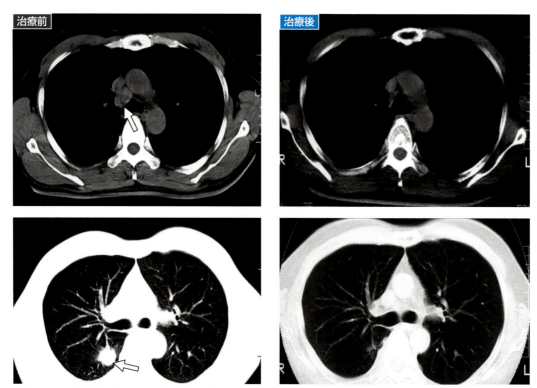

発見時，気管浸潤が強くて切除不能と判断．放射線療法 54 Gy，ハイパーサーミア 34 回施行し，CR となり 16 年経過中．

CASE 14　切除不能進行胆囊癌

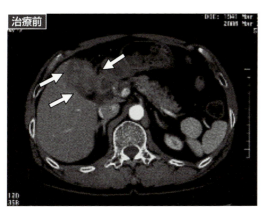

治療前

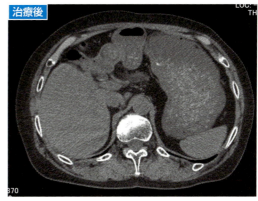

治療後

診断時，十二指腸および横行結腸への浸潤（矢印）を認めたため，切除不能と判断．放射線療法 61 Gy，化学療法としてゲムシタビン（GEM）を併用し，さらにハイパーサーミアと高気圧酸素療法を併用した結果，CR となり 6 年を経過している．

> ### One point memo
>
> 　肺癌の場合，CASE12，CASE13 のように，ハイパーサーミアに放射線療法が併用できた場合は，奏効する場合が多い〔両症例とも CR（完全消失）〕．一方，胆囊癌の場合は，早期発見が難しくみつかった場合には切除不能の場合が多い．その場合は，CASE14 のようにハイパーサーミアと抗癌剤を中心とした集学的治療を行うが，治療に難渋する場合が多い〔CASE14 は，CR（完全消失）となり 6 年が経過している〕．

^{CASE} 15 切除不能進行胃癌 T4N0M0

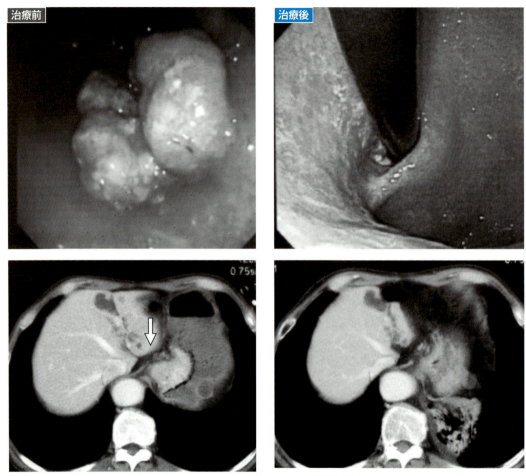

噴門部にできた T4N0M0 の進行胃癌で，放射線療法 60 Gy，併用化学療法は PTX（3 投 1 休）．ハイパーサーミアと高気圧酸素療法を併用したところ，CR となり 6 年経過中． ▶口絵 p.vii

CASE 16 切除不能進行胃癌 T4N0M0

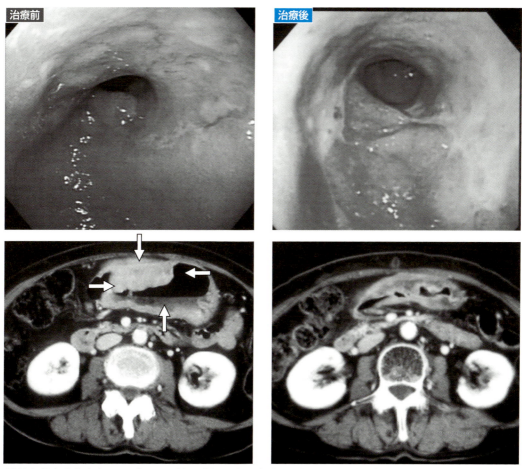

胃前庭部小弯を中心にほぼ 1/2 周性の進行胃癌で腹壁に浸潤しており切除不能のため，放射線療法 60 Gy，化学療法 CDDP/S-1 にハイパーサーミアと高気圧酸素療法を併用し，CR となり 6 年が経過． ▶口絵 p.ⅶ

胃癌術後，縦隔および後腹膜リンパ節転移

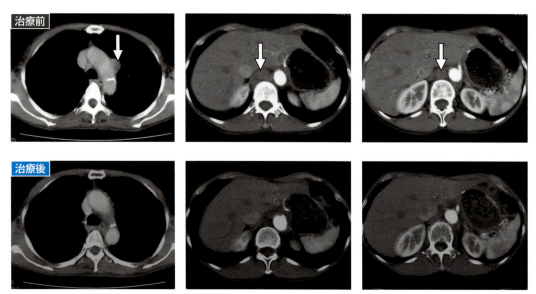

放射線療法 60 Gy，化学療法 CPT-11，ハイパーサーミア，高気圧酸素療法の集学的治療で CR となり，7 年経過.

One point memo

　胃癌に対するハイパーサーミアとしては，切除不能胃癌の場合と切除後再発の場合がある．切除不能癌に対しては，ハイパーサーミア，化学療法を中心としたいわゆる集学的治療を行う．これには，適応があれば放射線療法や高気圧酸素療法を併用することもある．CASE15 は進行胃噴門部癌であるが，奇跡的にも CR（完全消失）となり，6 年経過中である．CASE16 は，胃前庭部の腫瘍が腹壁に浸潤していたのが，ハイパーサーミアを中心とした集学的治療により，癌病巣はほとんどなくなり，6 年が経過している．CASE17 は，進行胃癌手術後，縦隔と後腹膜リンパ節に転移を認めた症例であるが，ハイパーサーミア，放射線療法，化学療法，高気圧酸素療法により，CR（完全消失）となり 7 年が経過した症例である．もちろん，切除不能胃癌，あるいは，術後再発癌のすべてのケースでこのようにうまく治療が成功するケースばかりではないが，最近感じるのはこのようなケースが増えてきていることである．胃癌治療に関しては分子標的治療薬の何種類かが使えるので，現在，これらの分子標的治療薬とハイパーサーミアの併用が，相乗的に働くのか，相加的に働くのか，あるいは逆にマイナスに働くのか，基礎的検討を行っているところである．

CASE 18 乳癌術後，肺転移・縦隔リンパ節転移

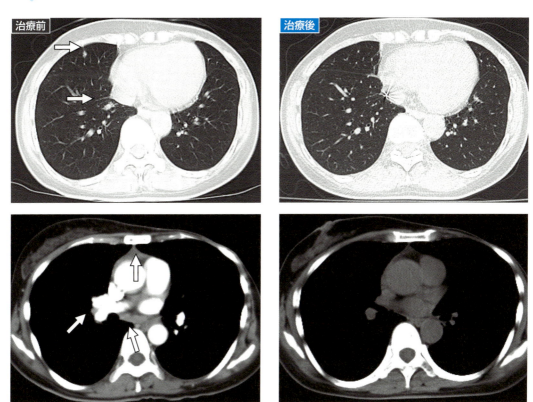

乳癌術後に肺転移と縦隔リンパ節転移を認めた症例．本症例では，術後に十分な放射線治療を受けているためもう放射線は使えない．化学療法として PTX＋ハーセプチン（Her Ⅱ に対する分子標的剤），これにハイパーサーミアと高気圧酸素療法を併用して治療が開始された．4 クールほど終了した時点で，腫瘍は縮小しており PR と判断され，その後も治療を継続し 1 年後には CR となった．その後 1 年同じ治療を行い，治療を中止，現在 6 年 CR を維持し経過している．

CASE 19 乳癌仙骨転移，肺転移

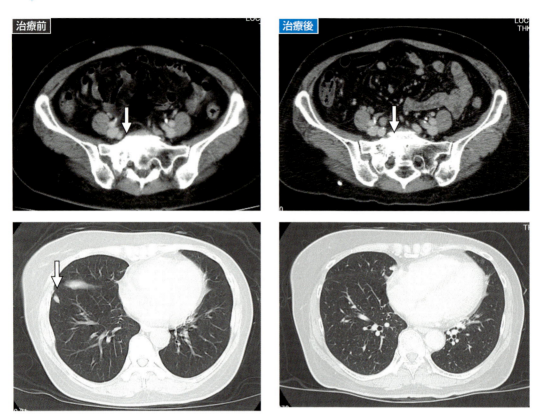

仙骨転移（上図）に対しては，放射線療法とハイパーサーミアとの併用で比較的早期に CR となり，現在 8 年目を経過観察中である．乳癌の肺転移病変（下図）については，化学療法 wPTX，ハイパーサーミアおよび高気圧酸素療法の集学的治療を行い，CR となって 7 年が経つ.

CASE 20　結腸癌骨盤内再発

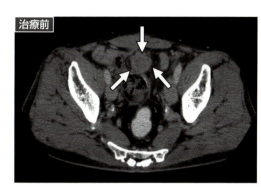
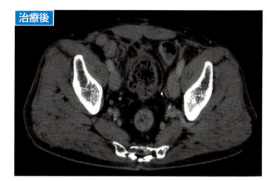

放射線療法 60 Gy と全身化学療法イリノテカン（CPT-11）とハイパーサーミアおよび高気圧酸素療法などの集学的治療を行い，CR になって 5 年が経つ.

CASE 21　尿管癌肺転移

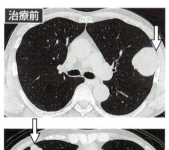
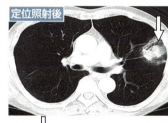
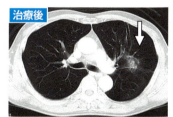
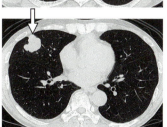
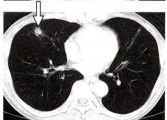
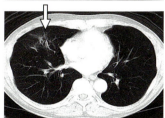

まず，各肺野の単発の転移巣（左図）に対して定位放射線照射術を行ったところ，やや縮小するも残存再発し（真ん中の図），これらに対して化学療法（CBDCA），ハイパーサーミアおよび高気圧酸素療法を行ったところ，CR となり 5 年を経過している.

CASE 22 卵巣癌術後再発

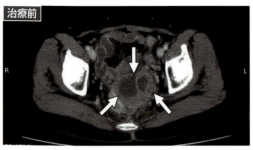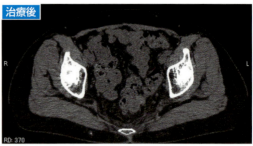

2005年2月に卵巣癌Ⅳ期と診断され,術前化学療法(PAC/CBDCA)を施行されたのち,2005年6月に手術施行.術後も補助化学療法 PAC/CBDCA.ところが,2006年4月に施行されたCTで骨盤内再発がみつかった.2006年5月から全身化学療法が行われた.DOC/CBDCA→CPT11/CDDP→VP16/CBDCA→PAC/CBDCA→VP-16/CBDCA→ADM/CPA など,2007年4月までに用いた抗癌剤に有効なものはないと判断された.2007年4月に治療継続不能と診断,当院を紹介受診.当院にて,放射線療法60GyとPAC/CBDCAによる化学療法,ハイパーサーミア,高気圧酸素療法を行い,腫瘍は消失し,CA125は883から6.5まで低下.その後,約1年間温熱化学療法を隔週で施行して治療終了とした.CRとなり8年経過している.

CASE 23 子宮頸癌Ⅳa期

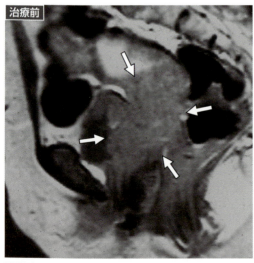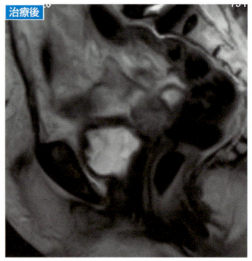

診断時 stageⅣa であったので,外照射50Gy,腔内照射15Gy,ハイパーサーミア4回施行し,9年間のCRを得た.

CASE 24　子宮頸癌Ⅳa 期

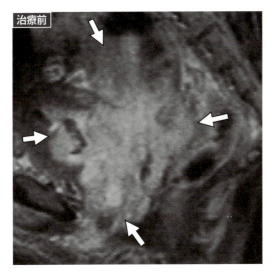
治療前

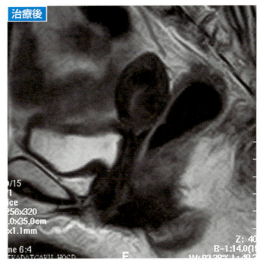
治療後

CASE 23 と同じく子宮頸癌Ⅳa 期の症例. 外照射 50.4 Gy, 腔内照射 20 Gy, ハイパーサーミア 10 回, 現在, CR を得て 12 年目.

CASE 25　子宮頸癌Ⅳa 期

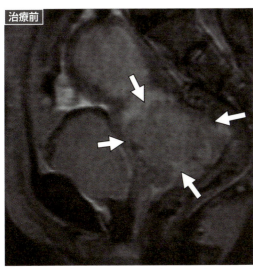
治療前

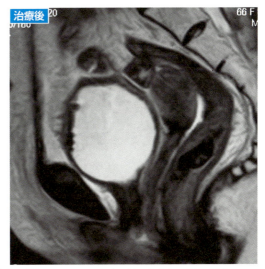
治療後

前 2 例とほぼ同じケースの症例. 外照射 50 Gy, 腔内照射 15 Gy, ハイパーサーミア 12 回. 現在, CR を得て 11 年目.

薬剤耐性を克服した症例

　次に，ハイパーサーミアが抗癌剤の薬剤耐性を克服した9症例を提示する．全身化学療法は，治療開始初期はうまくいくと顕著な奏効を示すことが多いが，この治療もくり返しているうちに癌細胞側が薬剤耐性を獲得し，効果がなくなる時期が必ず訪れる．通常その場合はセカンドラインの抗癌剤を選択するが，癌腫によっては有効なセカンドラインの抗癌剤が少ない場合もある．例えば大腸癌に対する標準化学療法は比較的充実しているが，それでもいずれ，必ず，使える抗癌剤がなくなってくる．これはひとえに癌細胞が薬剤耐性を獲得するからに他ならない．薬剤耐性獲得には，いくつかのメカニズムが明らかになっているが，ハイパーサーミアがこの薬剤耐性を克服することが基礎的にも臨床的にも示されている．基礎的なメカニズムについては，本書ですでにその一部を述べている．次から紹介する9症例は，薬剤耐性をハイパーサーミアが見事に克服した症例である．

CASE 26 薬剤耐性を克服した肺腺癌

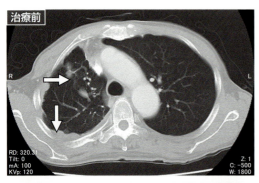
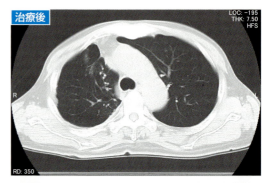
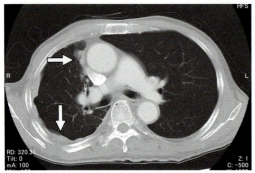
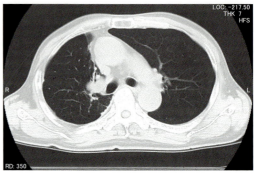

　前医で4年間種々の全身化学療法を受けられたが，最終的にはいずれにおいても癌の発育は制御不可能となり，戸畑共立病院がん治療センターに転院となった．治療は，化学療法は過去のレジメンを適切に再使用し，ハイパーサーミアおよび高気圧酸素療法を併用するといったものであった．戸畑共立病院がん治療センターでは，4.5年間治療が可能であった．

CASE 27 薬剤耐性を克服した肺腺癌

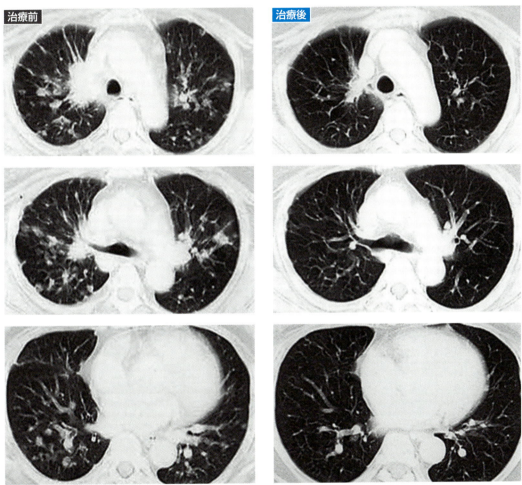

治療前　治療後

肺腺癌に対して前医であらゆる治療を受けられてもう方法がないといわれた患者が，戸畑共立病院がん治療センターに転院．化学療法 wPTX/CBDCA，ハイパーサーミア，高気圧酸素療法の併用療法 9 コースを併用したところ，前医で無効であった化学療法が著効．両肺に認めた多発肺内転移巣が消失し，18か月間効果を維持していた．

CASE 28 薬剤耐性を克服した肺腺癌

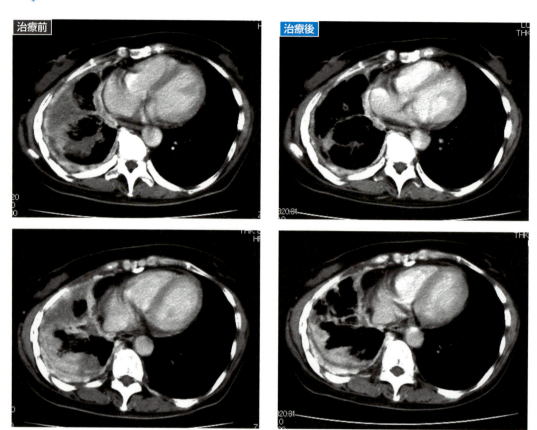

これまでに切除不能肺腺癌に対する標準的治療を行い，すべてに効かなくなった T4N0M1 の肺腺癌の症例である．化学療法として隔週 PTX 80 mg，それにハイパーサーミアと高気圧酸素療法を併用した結果，PR を得た．

CASE 29 薬剤耐性を克服したスキルス胃癌およびその癌性腹膜炎

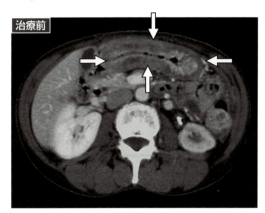
治療前

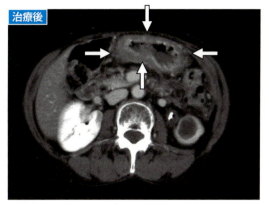
治療後

前医で治療されもう治療法なしと判断されたが，化学療法として 5-FU/LV，それにハイパーサーミアと高気圧酸素療法を併用した結果，3.5 年と長期間病状を制御できた．

One point memo

　ハイパーサーミアによる抗癌剤の薬剤耐性の克服のメカニズムについては，基礎的にそのメカニズムがある程度わかっている（これらが全てかどうかは，わからない）．（1）細胞が加温されるため，抗癌剤の細胞膜での膜透過性が亢進していること，（2）もしくは，血液中から，癌組織へのびる新生血管の血管透過性の温度に対する感受性の違い，（3）抗癌剤によって傷つけられた DNA の障害からの回復をハイパーサーミアが阻害すること，（4）多くの抗癌剤によって癌細胞内の転写因子 NF-κB の活性化が起こることが確認されているが，この NF-κB の活性化は，癌細胞に対して，抗アポトーシス，浸潤・転移促進などの癌の発育を促進する方向のシグナルを送るが，この NF-κB の抗癌剤による活性化をハイパーサーミアは抑制する．以上のようなことが，細胞実験や動物実験では確認されているが，ヒトの場合，どのような作用が働いて一度効かなくなった抗癌剤が，ハイパーサーミアと併用することで再び有効になるのかはわからない部分もある．もちろん，前述した 4 つの作用が働いていると考えているがそれ以外の作用もあるように思われる．いずれにしても，CASE26，CASE27，CASE28，CASE29 は，高気圧酸素療法を加えたとはいえ，ハイパーサーミアでの治療を開始したために，抗癌剤が再び奏効しだしたと考えられる．このような症例が散見されるのである．

CASE 30 薬剤耐性を克服した乳癌の傍胸骨リンパ節転移

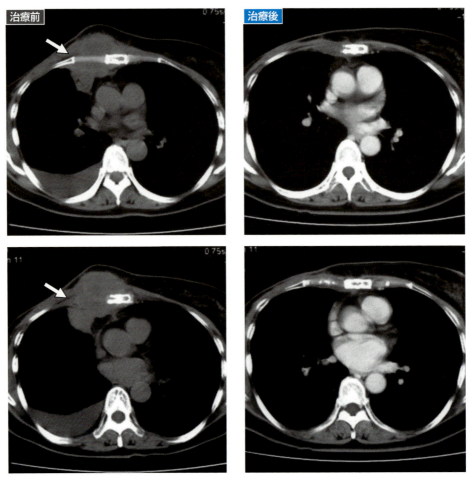

乳癌の術後，傍胸骨リンパ節転移の症例であるが，PTX 耐性であったのが，化学療法隔週 PTX 80 mg に併用してハイパーサーミアと高気圧酸素療法を行ったところ，CR となった．

薬剤耐性を克服した卵巣癌術後，腹膜播種

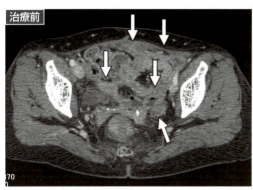

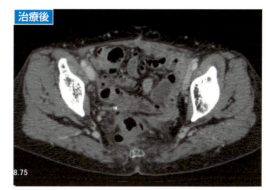

他院にて，卵巣癌術後の腹膜播種に対して化学療法を施行したがいずれも耐性となり，戸畑共立病院がん治療センターに転院．化学療法をwPTX＋CBDCA，その後CPT-11とし，その間ハイパーサーミアと高気圧酸素療法を併用した結果，4年以上病状を制御できた．

One point memo

　これは全くの私見であり，まだ基礎的データも何もない臨床経験上の印象であるが，タキサン系の抗癌剤が耐性になった場合，ハイパーサーミアによってその耐性がなくなることをよく経験する気がする．タキサン系抗癌剤は，癌細胞の細胞周期をG2/M期で停止させて細胞分裂を阻害させるのがおもなメカニズムであるが，ハイパーサーミアは，細胞周期のS期で一番よく癌細胞を障害する．タキサン系抗癌剤の耐性のメカニズムに細胞周期が関与しているのであれば，非常に興味深い．

薬剤耐性を克服した直腸癌の肝臓転移

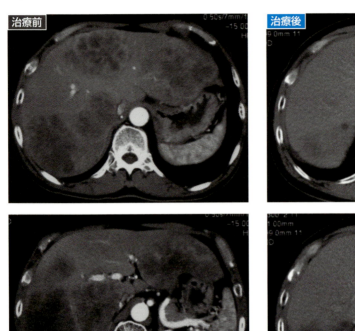

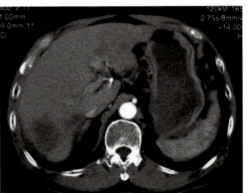

全身化学療法に耐性となったため CDDP＋5-FU 動注を行ったが，これにも耐性となった．そこでこれまでの CDDP＋5-FU 動注に，ハイパーサーミアと高気圧酸素療法を併用したところ，PR となった．

CASE 33 薬剤耐性を克服した直腸癌術後，肺・肝転移

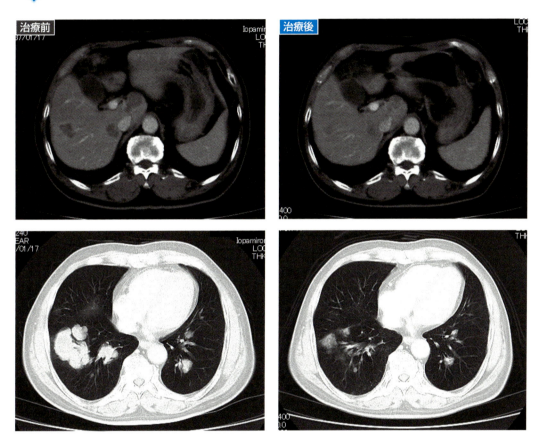

直腸癌術後，同時肺転移と肝転移を認め FOLFOX を施行したが耐性となったため，化学療法は FOLFOX をそのまま継続し，ハイパーサーミアと高気圧酸素療法を併用した．その結果，FOLFOX の抗癌感受性が復活し PR を得ることができた．

CASE 34　薬剤耐性を克服した直腸癌術後，肺転移

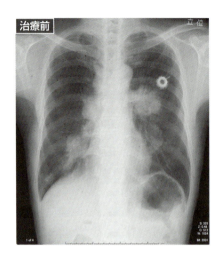

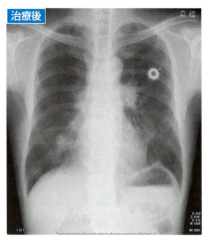

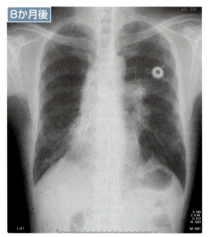

前医ですべての化学療法施行後 PD となり，しかも有害事象の DIC 後に来院．化学療法としては，隔週 5-FU/LV，それにハイパーサーミアと高気圧酸素療法を併用．患者の自覚症状は 1 年以上コントロールできた．また，画像上も有効性を認める．

少量抗癌剤＋ハイパーサーミアが有効であった 4 症例

次に紹介する症例は，年齢，抗癌剤の副作用（強い骨髄抑制など），腎機能低下，本人の希望などで，抗癌剤を標準治療の量で投与できない患者に対して，少量の抗癌剤をハイパーサーミアと併用し，奏効した症例である．4 症例を紹介する．

 直腸癌術後，局所再発

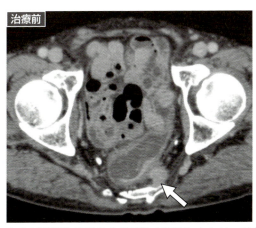
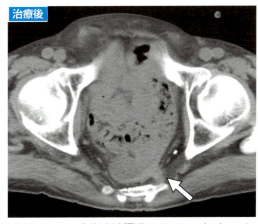

本人が標準治療量の化学療法を拒否したため，放射線療法 60 Gy，化学療法隔週 5-FU/LV，をベースにハイパーサーミアと高気圧酸素療法を併用した結果，CR には至らなかったがほぼ完全に腫瘍の発育は制御できている．

CASE 36 直腸癌術後，肺転移再発

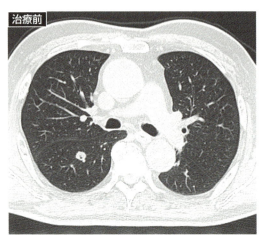

治療前

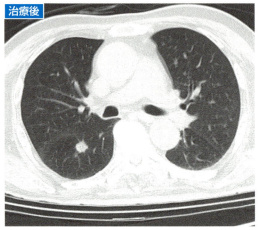

治療後

標準治療の副作用で化学療法継続不能にて紹介され，化学療法としては隔週の 5-FU/LV±Bev 投与，それにハイパーサーミアと高気圧酸素療法を併用して，2 年間 NC を継続中．

CASE 37 直腸癌術後，肺転移再発

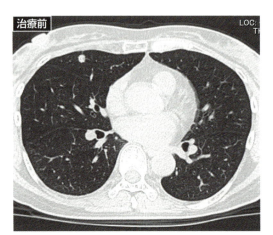

治療前

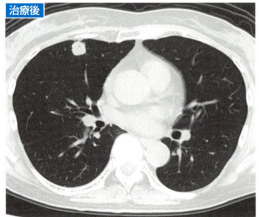

治療後

CASE 36 と同じく，標準化学療法では副作用が強く化学療法継続不能にて紹介．そこで化学療法は隔週 5-FU/LV±Bev として，それにハイパーサーミアと高気圧酸素療法を併用．2 年の経過観察ではやや腫瘍は増大．

CASE 38 結腸癌術後，肺転移再発

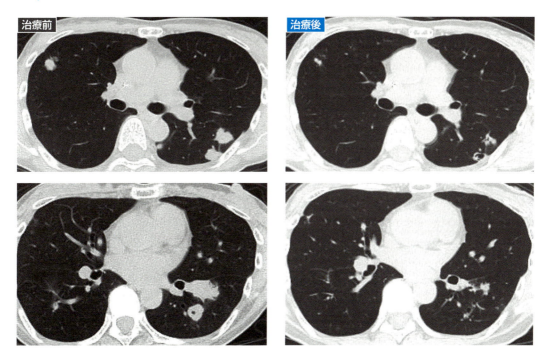

治療前

治療後

前医ですべての化学療法施行後 PD, ロンサーフまで使用後，転院．化学療法隔週 Bev/5-FU/LV, ハイパーサーミア，高気圧酸素療法の集学的治療で PR の効果あり．

放射線療法治療後，再発症例

次の3症例は放射線治療後の再発症例である．追加放射線療法を含めた集学的治療や，化学療法とハイパーサーミアの併用，ハイパーサーミアの単独治療で効果をあげている．

CASE 39 食道癌，化学放射線療法後，局所再発

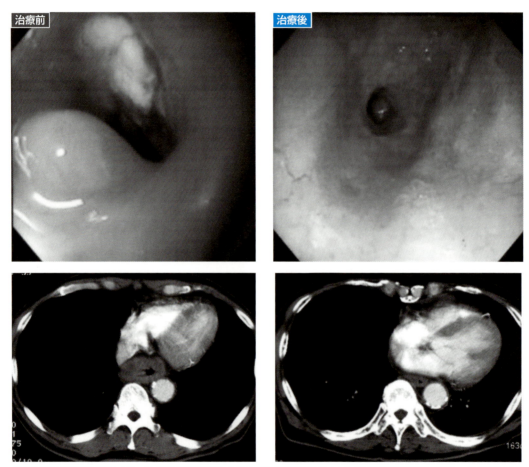

切除不能食道癌に対して，化学放射線療法（FP＋放射線照射70 Gy）後に局所再発を認め，放射線の再照射46 Gyと化学療法CDDP＋UFTにハイパーサーミアと高気圧酸素療法を施行し，CRを得て7年が経過．　▶口絵 p.viii

CASE 40 食道癌，化学放射線療法後，再発

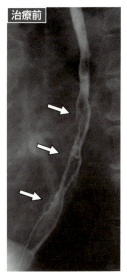
治療前

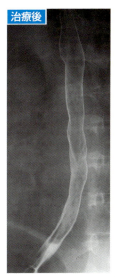
治療後

化学療法として CDDP＋5-FU を 2 クール，これに併用してハイパーサーミアと高気圧酸素療法を施行．腫瘍は消失し CR と判定，以後 4 年 4 か月無再発を維持中.

CASE 41 胃癌術後，腹壁転移

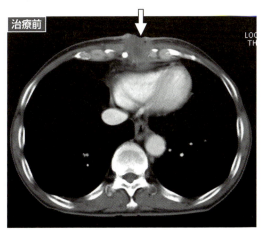
治療前

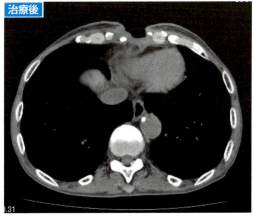
治療後

腹壁転移に対して温熱化学放射線療法 3 回治療後で一度は消失したが，治療中止中に再発．その後，ハイパーサーミア単独で 2 年間，病状を制御．腹壁転移再発後，7 年生存.

難治癌症例

癌腫のなかでは，その癌の組織を顕微鏡で調べたり，現在の癌の体内での進展状況，あるいはこれまで実施してきた癌治療法をみることにより，治療抵抗性でしかも今後適する治療法がない癌の場合，難治癌と一般的にいっている．根治が難しい，あるいは進行がきわめて速い癌腫がある．以下では，筆者らが経験した難治癌 10 症例を提示する．

 肺腺癌 T4N3M1，化学療法後増悪

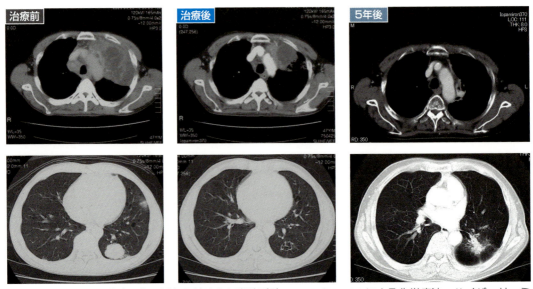

前医より，あらゆる治療の後，緩和を勧められ当院受診．wPTX/CBDCA による化学療法，ハイパーサーミア，高気圧酸素療法および姑息的放射線療法を施行し，6 年を経過した現在も状態を維持している．

肺腺癌Ⅳ期

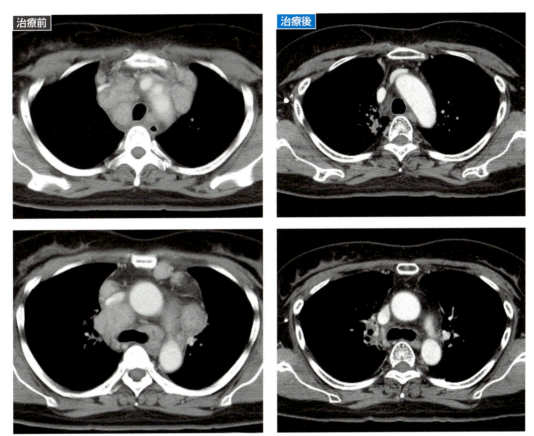

前医より緩和を勧められ，戸畑共立病院がん治療センターを受診．化学療法として隔週アブラキサン/CDDP，ハイパーサーミアと高気圧酸素療法および姑息的放射線療法も併用．過去の治療歴で一度も奏効したことはなかったが，1コースの温熱化学療法でPRの効果を得，また，全身状態も改善．PR 3年生存中．

肺扁平上皮癌 T4N2M1

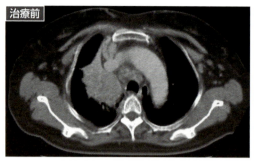

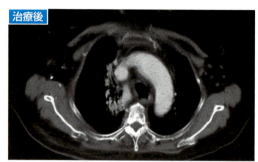

前医で治療不可能といわれ，BSC（best supportive care）を勧められた症例．温熱化学療法後→温熱化学放射線療法・高気圧酸素療法を施行し，5年生存．

膵癌Ⅳa 期

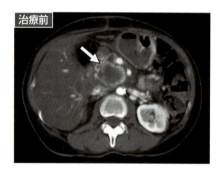

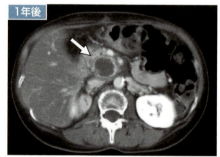

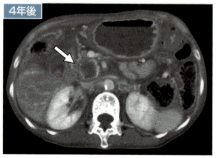

放射線療法，化学療法（GEM→GEM/S-1），ハイパーサーミア，高気圧酸素療法を施行し，5年間進行せず．

46 卵巣明細胞癌術後，再発

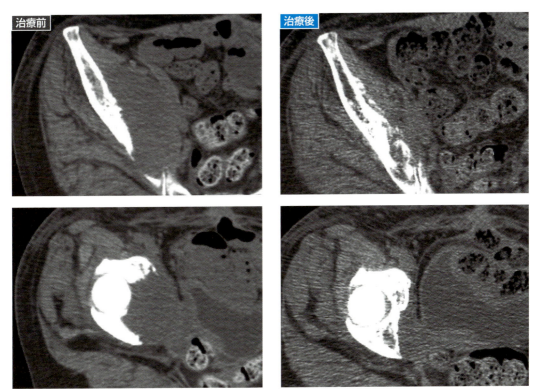

前医で治療不可能と判断された症例．IMRT 70 Gy，化学療法 CPT-11，ハイパーサーミア，高気圧酸素療法の集学的治療にて腫瘍は縮小し，3 年経過中．

悪性線維性組織球腫（MFH）

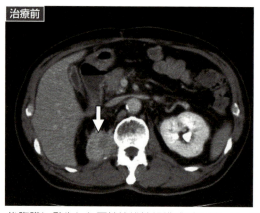
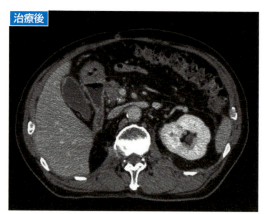

後腹膜に発生した悪性線維性組織球腫に対して，放射線療法 40 Gy，化学療法 VP-16，ハイパーサーミアの集学的治療が行われた．現在 5 年間生存中.

CASE 48 骨盤脂肪肉腫

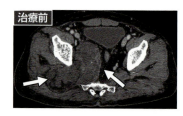
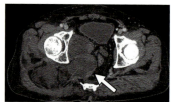
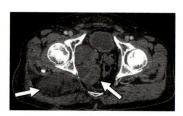
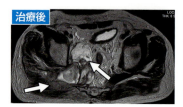
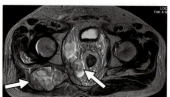
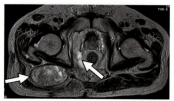

一口に脂肪肉腫といっても，さまざまな悪性度の腫瘍が含まれ，その病態は組織亜型ごとに異なる．その治療法は，基本的にその他の軟部肉腫と同一であり，大まかにいうと，手術と放射線療法の併用である．そして，それに化学療法が加えられる場合がある．日本における脂肪肉腫に対する標準治療は手術であり，症例に応じてそれに化学療法，放射線療法，ハイパーサーミアなどほかの種類の補助療法が併用される場合もある．本症例では，IMRT 70 Gy とハイパーサーミア 35 回（腫瘍内温度 45.8℃）が併用され，2 年 9 か月生存中である.

CASE 49 乳癌術後, 癌性胸膜炎, 多発肝転移

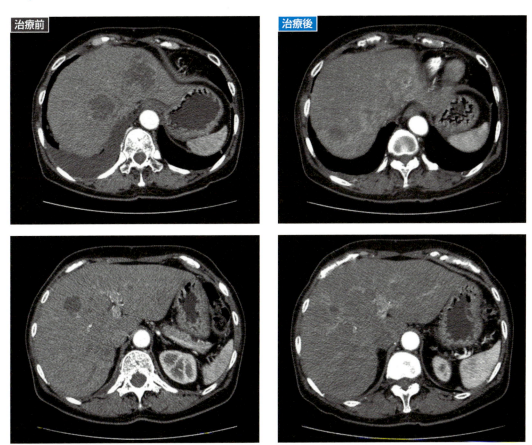

乳癌の術後再発に対して, ドセタキセル 3 週ごとに 3 回とハイパーサーミア 12 回を併用した結果, 3 か月後には癌性胸膜炎の胸水は消失, 肝臓転移も著明に縮小した.

D

アトラス篇

CASE 50 切除不能膵臓癌およびその多発肝臓転移

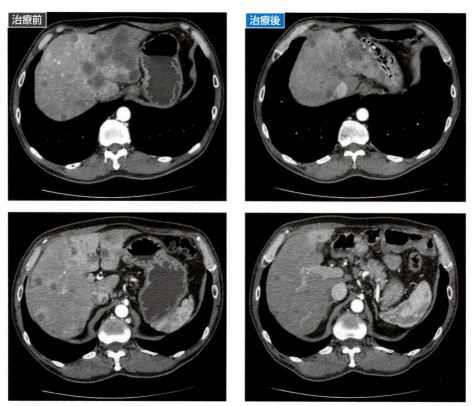

他院で標準化学療法ではどうすることもできなくなったとのことで，紹介受診．stage Ⅵb の膵臓癌に対し，化学療法（GEM）とハイパーサーミアを併用した結果，3 か月後には多発肝臓転移は著明に縮小した．

進行胃癌（3 型）および肝臓転移, 癌性腹膜炎

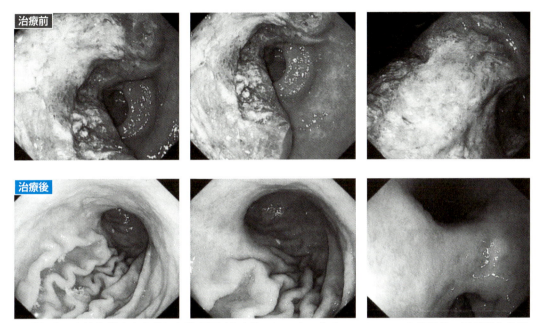

治療前

治療後

肝臓転移と癌性腹膜炎を合併した進行胃癌に対して, 1 クールの S-1＋CDDP を施行後, 患者が化学療法を拒否. ハイパーサーミアを 12 か月, 免疫細胞療法を 12 回行ったところ, GF では進行胃癌は消失し, CT 上, 肝臓転移と癌性腹膜炎も消失. 2 年以上経過観察しているが, 再発の兆しは認めない. ▶口絵 p.viii

付録 ハイパーサーミアの治療可能な施設

表1 一般社団法人 日本ハイパーサーミア学会認定施設（2016 年 9 月現在）

医聖会 百万遍クリニック 〒 606-8225 京都府京都市左京区田中門前町 103-5 TEL：075-791-8202 認定期間：H25-H29	医療法人友紘会 彩都友紘会病院 〒 567-0085 大阪府茨木市彩都あさぎ 7-2-18 TEL：072-641-6898 認定期間：H28-H32
医療法人財団健貢会 東京クリニック 〒 100-0004 東京都千代田区大手町 2-2-1 新大手町ビル TEL：03-3516-7151 認定期間：H28-H32	医療法人結和会 松山西病院 〒 791-8034 愛媛県松山市富久町 360-1 TEL：089-972-3355 認定期間：H27-H29
医療法人社団千春会 千春会ハイパーサーミアクリニック 〒 617-0833 京都府長岡京市神足 2-3-1 TEL：075-958-6310 認定期間：H28-H32	九州大学病院 〒 812-8582 福岡県福岡市東区馬出 3-1-1 TEL：092-642-1151 認定期間：H24-H28
医療法人 原三信病院 〒 812-0033 福岡県福岡市博多区大博町 1-8 TEL：092-291-3434 認定期間：H25-H29	群馬大学医学部附属病院 〒 371-8511 群馬県前橋市昭和町 3-39-15 群馬大学医学部外科診療センター TEL：027-220-8224 認定期間：H26-H30
医療法人豊和会 新札幌豊和会病院 〒 004-0041 北海道札幌市厚別区大谷地東 2-5-12 TEL：011-893-7000 認定期間：H25-H29	埼玉医科大学国際医療センター 〒 350-1298 埼玉県日高市山根 1397-1 TEL：042-984-4111 認定期間：H27-H31
京都府立医科大学附属病院 〒 602-8566 京都府京都市上京区河原町通 広小路上ル梶井町 465 TEL：075-251-5111 認定期間：H26-H30	産業医科大学放射線科学教室 〒 807-8555 福岡県北九州市八幡西区医生ヶ丘 1-1 TEL：093-692-0249 認定期間：H26-H30
心斎橋スリーアロークリニック 〒 542-0081 大阪府大阪市中央区南船場 4-7-11 南船場心斎橋ビル 303 TEL：06-6121-6701 認定期間：H26-H30	社会医療法人財団白十字会 佐世保中央病院 〒 857-1195 長崎県佐世保市大和町 15 TEL：0956-33-7151 認定期間：H26-H30
ビオセラクリニック 〒 162-0022 東京都新宿区新宿 5-6-12 MF 新宿ビル TEL：03-5919-1762 認定期間：H26-H30	たけだ診療所（免疫・遺伝子クリニック） 〒 600-8216 京都府京都市下京区木津屋橋通新町西入 東塩小路町 606-3-2 三旺京都駅前ビル 1 階 TEL：075-351-8282 認定期間：H28-H32
IGT クリニック 〒 598-0047 大阪府泉佐野市りんくう往来南 3-41 メディカルりんくうポート内 TEL：072-463-3811 認定期間：H26-H30	筑波大学附属病院 〒 305-8576 茨城県つくば市天久保 2-1-1 TEL：029-852-3900 認定期間：H26-H30
一般財団法人 脳神経疾患研究所附属総合南東北病院 〒 963-8052 福島県郡山市八山田 7-161 TEL：024-934-5432 認定期間：H26-H30	社会医療法人 共愛会 戸畑共立病院 〒 804-0093 福岡県北九州市戸畑区沢見 2-5-1 TEL：093-871-5421 認定期間：H26-H30
医療法人協林会 大阪ガン免疫化学療法センター 〒 530-0042 大阪府大阪市北区天満橋 1-1-44 協林会ビル TEL：06-6357-2105 認定期間：H25-H29	福井大学医学部附属病院 〒 910-1193 福井県吉田郡永平寺町松岡下合月 23-3 TEL：0776-61-3111 認定期間：H26-H30
医療法人社団日高会 日高病院 〒 370-0001 群馬県高崎市中尾町 886 TEL：027-362-6201 認定期間：H24-H28	ルーククリニック 〒 104-0045 東京都中央区築地 1-12-22 コンワビル B1F TEL：03-6264-0531 認定期間：H25-H29

付録

91

表2 ハイパーサーミア稼動施設

	施 設 名	〒	所 在 地	電 話
北海道地区	医療法人豊和会　新札幌豊和会病院	004-0041	北海道札幌市厚別区大谷地東 2-5-12	(011) 893-7000
	医療法人社団　札幌新川駅前内科	001-0925	北海道札幌市北区新川 5 条 1 丁目 1-22	(011) 708-1234
	砂川市立病院	073-0196	北海道砂川市西 4 条北 3 丁目 1 番 1 号	(0125) 54-2131
	社会医療法人北斗　北斗病院	080-0833	北海道帯広市稲田町基線 7 番地 5	(0155) 48-8000
東北地区	医療法人天音会　おいかわ内科クリニック	020-0066	岩手県盛岡市上田 1-18-46	(019) 622-7400
	医療法人社団 希翔会　八乙女駅前内科小児科クリニック	981-3135	宮城県仙台市泉区八乙女中央一丁目 3-26	(022) 739-8804
	医療法人ならの杜　たんぽぽクリニック	981-3126	宮城県仙台市泉区泉中央南 14 番地	(022) 772-2181
	財団法人脳神経疾患研究所付属　南東北医療クリニック	963-8052	福島県郡山市八山田七丁目 161	(024) 934-5432
関東地区	筑波大学付属病院　陽子線医学利用センター	305-8576	茨城県つくば市天久保 2-1-1	(029) 853-3900
	医療法人あいん会　あいん常澄医院	311-1131	茨城県水戸市下大野町 5360	(029) 240-5000
	群馬大学医学部附属病院	371-8511	群馬県前橋市昭和町 3-95-15	(027) 220-7111
	医療法人社団日高会　日高病院	370-0001	群馬県高崎市中尾町 886	(027) 362-6201
	医療法人社団武蔵野会　新座志木中央総合病院	352-0001	埼玉県新座市東北 1-7-2	(048) 474-7211
	川口市立医療センター	333-0833	埼玉県川口市西新井宿 180	(048) 287-2525
	医療法人社団東光会　戸田中央総合病院	335-0023	埼玉県戸田市本町 1-19-3	(048) 442-1111
	医療法人財団聖蹟会　埼玉県央病院	363-0008	埼玉県桶川市大字坂田 1726	(048) 776-0022
	医療法人社団景星会　大塚北口診療所	170-0004	東京都豊島区北大塚 2-6-12	(03) 3949-1141
	医療法人財団椿寿堂　舘内記念診療所	141-0021	東京都品川区上大崎 2-13-33	(03) 3446-8686
	ビオセラクリニック	160-0022	東京都新宿区新宿 5-6-12　MF 新宿ビル	(03) 5919-1762
	医療法人財団健貢会　東京クリニック	100-0004	東京都千代田区大手町 2-2-1　新大手町ビル	(03) 3516-7151
	医療法人社団医新会　神田医新クリニック	101-0032	東京都千代田区岩本町 2-2-13	(03) 5833-3240
	ルーククリニック	104-0045	東京都中央区築地 1-12-22 コンワビル B1F	(03) 6264-0531
	多摩南部地域病院	206-0036	東京都多摩市中沢 2-1-2	(0423) 38-5111
	花小金井クリニック	187-0003	東京都小平市花小金井南町 1-18-25	(0424) 66-7771
	医療法人社団 希翔会　渋谷青葉台内科小児科クリニック	153-0042	東京都目黒区青葉台 4-2-16	(03) 6804-8725
	医療法人社団健若会　赤坂腫瘍内科クリニック	107-0052	東京都港区赤坂 3-13-10　新赤坂ビル 4 階	(03) 6441-2701
	横浜市立大学附属病院	236-0004	神奈川県横浜市金沢区福浦 3-9	(045) 787-2800
	医療法人社団自然会　横浜サトウクリニック	231-0023	神奈川県横浜市中区山下町 23 番地　日土地山下町ビル 8 階	(045) 641-9650
	千代田クリニック	252-0237	神奈川県相模原市中央区千代田 4-4-10	(042) 757-0102
甲信越地区	西和田　林クリニック	381-0037	長野県長野市西和田 1-5-14	(026) 263-0884
東海地区	東海クリニック	436-0056	静岡県掛川市中央 1-4-8	(0537) 22-7070
	さわやか内科クリニック	501-3944	岐阜県関市山田 823-1	(0575) 46-9361
	名古屋市立大学	467-0001	愛知県名古屋市瑞穂区瑞穂町字川澄 1	(052) 851-5511
	医療法人借行会 名古屋共立病院	454-0933	愛知県名古屋市中川区法華一丁目 172 番地	(052) 362-5151
	医療法人　メドック健康クリニック	466-0857	愛知県名古屋市昭和区安田通 4 丁目 3 番地	(052) 759-5551
北陸地区	医療法人財団恵仁会　藤木病院	930-0261	富山県中新川郡立山町大石原 225	(076) 463-1301
	福井大学医学部附属病院　外科	910-1193	福井県吉田郡永平寺町松岡下合月 23-3	(0776) 61-3111
	福井赤十字病院	918-8011	福井県福井市月見 2-4-1	(0776) 36-3630
関西地区	医療法人社団千春会　千春会ハイパーサーミアクリニック	617-0833	京都府長岡京市神足 2-3-1 バンビオ 1 番館 7F	(075) 958-6310
	京都府立医科大学	602-8566	京都府京都市上京区河原町通広小路上ル梶井町 465	(075) 251-5111
	たけだ診療所	600-8216	京都府京都市下京区木津屋橋通新町西入東塩小路町 606-3-2 三旺京都駅前ビル 1 階	(075) 351-8282
	医療法人社団医聖会　百万遍クリニック	606-8225	京都府京都市左京区田中門前町 103-5	(075) 791-8202
	医療法人医啓会　松本ホームメディカルクリニック	651-1331	兵庫県神戸市北区有野町唐櫃 50-1	(078) 982-1116
	特定医療法人誠仁会　協和病院	651-2211	兵庫県神戸市西区押部谷町栄 191-1	(078) 994-1202
	医療法人社団アガペ会　アガペ甲山病院	662-0001	兵庫県西宮市甲山町 53 番地 4	(0798) 73-5111
	医療法人昭圭会　南芦屋浜病院	659-0034	兵庫県芦屋市陽光町 3-21	(0797) 22-4040
	医療法人協林会　大阪ガン免疫化学療法センター	530-0042	大阪市北区天満橋 1 丁目 1 番 44 号　協林会ビル	(06) 6357-2105
	心斎橋スリーアロークリニック	542-0081	大阪府大阪市中央区南船場 4-7-11　南船場心斎橋ビル 3 階	(06) 6121-6701
	医療法人友紘会　彩都友紘会病院	567-0085	大阪府茨木市彩都あさぎ 7-2-18	(072) 641-6898
	医療法人恒昭会　藍野病院	567-0011	大阪府茨木市高田町 11-18	(072) 627-7611
	ハズしまぶくろクリニック	567-0065	大阪府茨木市上郡 2 丁目 13 番 14 号　GODA C&E ビル 3 階	(072) 640-0170
	関西医科大学総合医療センター	570-8507	大阪府守口市文園町 10 番 15 号	(06) 6992-1001
	医療法人大慶会　星光病院	572-0831	大阪府寝屋川市豊野町 14-5	(072) 824-3333
	医療法人邦徳会　邦和病院	599-8232	大阪府堺市新家町 697-1	(072) 234-1331

	施設名	郵便番号	住所	電話番号
	医療法人永光会　新井クリニック	581-0818	大阪府八尾市美園町 4-109-3	(072) 998-2669
	医療法人龍志会　IGT クリニック	598-0047	大阪府泉佐野市りんくう往来南 3 番 41 メディカルりんくうポート	(072) 463-3811
	国立病院機構　大阪南医療センター	586-8521	大阪府河内長野市木戸東町 2-1	(0721) 53-5761
	医療法人康仁会　西の京病院	630-8041	奈良県奈良市六条町 102-1	(0742) 35-1121
	国立病院機構　南和歌山医療センター	646-8558	和歌山県田辺市新庄町たきない町 27 番 1 号	(0739) 26-7050
	医療法人西村会　向陽病院	640-8315	和歌山県和歌山市津秦 40	(0734) 74-2000
中国地区	すばるクリニック	710-0253	岡山県倉敷市新倉敷駅前 2-29	(086) 525-8699
	社会医療法人　岡村一心堂病院	704-8117	岡山県岡山市西大寺南 2-1-7	(086) 942-9900
	花園クリニック	720-0031	広島県福山市花園町 1-3-9	(084) 932-6303
	医療法人　JR 広島病院	732-0057	広島県広島市東区二葉の里 3 丁目 1-36	(082) 262-1171/
	島根大学医学部附属病院　放射線治療科	693-0021	島根県出雲市塩治町 89-1	(085) 323-2111
	山本内科医院	682-0881	鳥取県倉吉市宮川町 2 丁目 76	(085) 822-5455
四国地区	医療法人結和会　松山西病院	791-8034	愛媛県松山市富久町 360-1	(089) 972-3355
九州地区	産業医科大学	807-8555	福岡県北九州市八幡西区医生ヶ丘 1-1	(093) 603-1611
	社会医療法人共愛会　戸畑共立病院　がん治療センター	804-0093	福岡県北九州市戸畑区沢見 2-5-1	(093) 871-5421
	九州大学医学部附属病院	812-8582	福岡県福岡市東区馬出 3-1-1	(092) 641-1151
	医療法人　原三信病院	812-0033	福岡県福岡市博多区大博町 1 番 8 号	(092) 291-3434
	医療法人佐田厚生会　佐田病院	810-0004	福岡県福岡市中央区渡辺通 2-4-28	(092) 781-6381
	医療法人健愛会　健愛記念病院	811-4313	福岡県遠賀郡遠賀町大字木守 1191	(093) 293-7090
	久留米大学	830-0011	福岡県久留米市旭町 67	(0942) 35-3311
	医療法人山桃会 Y.H.C. 矢山クリニック	840-0201	佐賀県佐賀郡大和町大字尼寺二本杉 3049-1	(0952) 62-8892
	医療法人社団三善会　山津医院	841-0081	佐賀県鳥栖市萱方町 270	(0942) 84-0011
	えがしらクリニック	862-0947	熊本県熊本市東区画図町大字重富 510 番地 1	(096) 214-8787
	玉名地域保健医療センター	865-0005	熊本県玉名市玉名 2172 番地	(096) 872-5111
	医療法人社団鶴友会　鶴田病院	862-0925	熊本市保田窪本町 10-112	(096) 382-0500
	医療法人社団永寿会　天草第一病院	863-0013	熊本県天草市今釜新町 3413-6	(0969) 24-3777
	医療法人社団藤岡会　藤岡医院	861-3207	熊本県上益城郡御船町御船 1061	(096) 282-0405
	松橋耳鼻咽喉科・内科クリニック	869-0503	熊本県宇城市松橋町きらら 2-2-15	(0964) 33-4133
	医療法人潤心会　熊本セントラル病院	869-1235	熊本県菊池郡大津町大字室 955	(096) 293-0555
	地域医療機能推進機構　人吉医療センター	868-8555	熊本県人吉市老神町 35 番地	(0966) 22-2191
	社会医療法人財団白十字会　佐世保中央病院	857-1195	長崎県佐世保市大和町 15	(0956) 33-7151
	宮崎大学医学部附属病院	889-1601	宮崎県宮崎郡清武町大字木原 5200	(0985) 85-1510
	医療法人仁愛会　横山病院	885-0083	宮崎県都城市都島町 506	(0986) 22-2806
	医療法人慈恵会　土橋病院	890-0046	鹿児島県鹿児島市西田 1-16-1	(0992) 57-5711
	鹿児島大学医学部附属病院	890-8520	鹿児島県鹿児島市桜ヶ丘 8-35-1	(0992) 75-5111
	医療法人康陽会　花牟禮病院	896-0014	鹿児島県いちき串木野市元町 190 番地	(0996) 32-3281
	医療法人　南さつま中央病院	897-0006	鹿児島県南さつま市加世田本町 37-4	(0993) 52-0202
	社会医療法人恒心会　恒心会おぐら病院	893-0023	鹿児島県鹿屋市笠之原町 27 番 22 号	(0994) 44-7171
	医療法人ミラソル　のはら元氣クリニック	900-0004	沖縄県那覇市銘苅 3-21-21	(098) 867-0012

海外設置施設			
中国	華西医科大学	台湾	新光呉火獅記念病院
	上海東方医院	タイ	チュラボーン病院
	復旦大学附属腫瘤医院		SIPH 病院
	天津がんセンター	韓国	ソンド病院
	北京天壇普华医院		清心国際病院
	宜興市腫瘤医院	インド	ナナバッティ病院
ロシア	ムルマンスク腫瘍診療所		
	リベツク腫瘍診療所		
	ボルゴドンスク腫瘍予防診療所		
	チュバシ保健省付属共和国がんセンター		
	モスクワ第 6 病院		
	ディミトロフグラード第 172 病院		
	ウリヤノフスク第 119 病院		

文　献

1) Takahashi A, Matsumoto H, Nagayama K, et al.：Evidence for the involvement of double-strand breaks in heat-induced cell killing. *Cancer Res* **64**：8839-8845, 2004

2) Kokura S, Adachi S, Mizushima K, et al.：Gene expression profiles of diabetic mice treated with whole body hyperthermia：A high-density DNA microarray analysis. *Int J Hyperthermia* **26**：101-107, 2010

3) Adachi S, Kokura S, Okayama T, et al.：Effect of hyperthermia combined with gemcitabine on apoptotic cell death in cultured human pancreatic cancer cell lines. *Int J Hyperthermia* **25**：210-219, 2009

4) Westra A, Dewey WC：Variation in sensitivity to heat shock during the cell-cycle of Chinese hamster cells *in vitro*. *Int J Radio Biol* **19**：467-477, 1971

5) Kimura-Tsuchiya R, Ishikawa T, Kokura S, et al.：The inhibitory effect of heat treatment against epithelial-mesenchymal transition（EMT）in human pancreatic adenocarcinoma cell lines. *J Clinical Biochem Nutr* **55**：56-61, 2014

6) Kokura S, Yoshida N, Yoshikawa T：Anoxia/reoxygenation-induced leukocyte-endothelial cell interactions. *Free Radic Biol Med* **33**：427-432, 2002

7) Shah A, Unger E, Bain MD, et al.：Cytokine and adhesion molecule expression in primary human endotherial cells stimulated with fever-range hyperthermia. *Int J Hyperthermia* **18**：534-551, 2002

8) Nakabe N, Kokura S, Shimozawa M, et al.：Hyperthermia attenuates TNF-alpha-induced up regulation of endothelial cell adhesion molecules in human arterial endothelial cells. *Int J Hyperthermia* **23**：217-224, 2007

9) 吉川敏一（監），古倉　聡（編）：がんの温熱療法—ハイパーサーミック・イムノロジー．診断と治療社，2008

10) Hasday JD, Garrison A, Singh IS, et al.：Febrile-range hyperthermia augments pulmonary neutrophil recruitment and amplifies pulmonary oxygen toxicity. *Am J Pathol* **162**：2005-2017, 2003

11) Ellis GS, Carlson DE, Hester L, et al.：G-CSF, but not corticosterone, mediates circulating neutrophilia induced by febrile-range hyperthermia. *J Appl Physiol* **98**：1799-1804, 2005

12) Kokura S, Yoshikawa T, Tainaka K, et al.：Anti-tumor effects of hyperthermia plus granulocyte colony-stimulating factor. *Jpn J Cancer Res*（*Cancer Science*）**87**：862-866, 1996

13) Kärre K, Ljunggren HG, Piontek G, et al.：Selective rejection of H-2-deficient lymphoma variants suggests alternative immune defence strategy. *Nature* **319**：675-678, 1986

14) Harada H, Murakami T, Tae SS, et al.：Heat shock suppresses human NK cell cytotoxicity via regulation of perforin. *Int J Hyperthermia* **23**：657-665, 2007

15) Ostberg JR, Repasky EA：Emerging evidence indicates that physiologically relevant thermal stress regulates dendritic cell function. *Cancer Immunol Immunother* **55**：292-298, 2006

16) Aguilera R, Saffie C, Tittarelli A, et al.：Heat-shock induction of tumor-derived danger signals mediates rapid monocyte differentiation into clinically effective dendritic cells. *Clin Cancer Res* **17**：2474-2483, 2011

17) van Bruggen I, Robertson TA, Papadimitriou JM：The effect of mild hyperthermia on the morphology and function of murine resident peritoneal macrophages. *Exp Mol Pathol* **55**：119-134, 1991

18) Ostberg JR, Patel R, Repasky EA：Regulation of immune activity by mild（fever-range）whole body hyperthermia：effects on epidermal Langerhans cells. *Cell Stress Chaperones* **5**：458-461,

2000

19）Tournier JN, Hellmann AQ, Lesca G, et al.：Fever-like thermal conditions regulate the activation of maturing dendritic cells. *J Leukoc Biol* **73**：493-501, 2003

20）Ostberg JR, Repasky EA：Emerging evidence indicates that physiologically relevant thermal stress regulates dendritic cell function. *Cancer Immunol Immunother* **55**：292-298, 2006

21）Binder RJ, Srivastava PK：Peptides chaperoned by heat-shock proteins are a necessary and sufficient source of antigen in the cross-priming of CD8＋T cells. *Nat Immunol* **6**：593-599, 2005

22）Kuppner MC, Gastpar R, Gelwer S, et al.：The role of heat shock protein (hsp70) in dendritic cell maturation：hsp70 induces the maturation of immature dendritic cells but reduces DC differentiation from monocyte precursors. *Eur J Immunol* **31**：1602-1609, 2001

23）Noessner E, Gastpar R, Milani V, et al.：Tumor-derived heat shock protein 70 peptide complexes are cross-presented by human dendritic cells. *J Immunol* **169**：5424-5432, 2002

24）Matsuda T, Takahashi M, Tsukiyama I, et al.：Thermoradiotherapy of deep-seated tumors-Analysis of Joint Research at Several Institutions-. *Jpn J Hyperthermic Oncol* **6**：411-424, 1990

25）Vernon CC, Hand JW, Field SB, et al.：Radiotherapy with or without hyperthermia in the treatment of superficial localized breast cancer：Results from five randomized controlled trials. International Colaborative Hyperthermia Group. *Int J Radiat Oncol Biol Phys* **35**：731-744, 1996

26）Hua Y, Ma S, Fu Z, et al.：Intracavity hyperthermia in nasopharyngeal cancer：A phase3 clinical study. *Int J Hyperthermia* **27**：180-186, 2011

27）Jones EL, Oleson JR, Prosnitz LR, et al.：Randomized trial of hyperthermia and radiation for superficial tumors. *J Clin Oncol* **23**：3079-3085, 2005

28）Overgaard J, Gonzalez Gonzalez D, Hulshof MC, et al.：Randomised trial of hyperthermia as adjuvant to radiotherapy for recurrent or metastatic malignant melanoma. European Society for Hyperthermic Oncology. *Lancet* **345**：540-543, 1995

29）Valdagni R, Amichetti M：Report of long-term folow-up in a randomized trial comparing radiation therapy and radiation therapy plus hyperthermia to metastatic lymphnodes in stageIV head and neck patients. *Int J Radiat Oncol Biol Phys* **28**：163-169, 1994

30）Perez CA, Gillespie B, Pajak T, et al.：Quality assurance problems in clinical hyperthermia and their impact on therapeutic outcome：A report by the Radiation Therapy Oncology Group. *Int J Radiat Oncol Biol Phys* **16**：51-58, 1989

31）Perez CA, Pajak T, Emami B, et al.：Randomized phase Ⅲ study comparing irradiation and hyperthermia with irradiation alone in superficial measurable tumors. Final report by the Radiation Therapy Oncology Group. *Am J Clin Oncol* **14**：133-141, 1991

32）Datta NR, Bose AK, Kapoor HK, et al.：Head and neck cancers：Result of thermoradiotherapy versus radiotherapy. *Int J Hyperthermia* **6**：479-486, 1990

33）Lutgens L, van der Zee J, Pijls-Johannesma M, et al.：Combined use of hyperthermia and radiation therapy for treating locally advanced cervix carcinoma. *Cochrane Database Syst Rev* CD006377, 2010

34）De Haas-Kock DF, Buijsen J, Pijls-Johannesma M, et al.：Concomitant hyperthermia and radiation therapy for treating locally advanced rectal cancer. *Cochrane Database Syst Rev* CD006269, 2009

35）Mitsumori M, Zeng ZF, Oliynychenko P,et al.：Regional hyperthermia combined with radiotherapy for locally advanced non-small cell cancers：A multi-institutional prospective randomized trial of the International Atomic Energy Agency. *Int J Clin Oncol* **12**：192-198, 2007

36）Harima Y, Nagata K, Harima K, et al.：A randomized clinical trial of radiation therapy versus thermoradiotherapy in stage ⅢB cervical carcinoma. *Int J Hyperthermia* **17**：97-105, 2001

37）van der Zee J, Gonzalez Gonzalez D, van Rhoon GC, et al.：Comparison of radiotherapy alone with radiotherapy plus hyperthermia in locally advanced pelvic tumours：A prospective, randomised, multicenter trial. Dutch Dep Hyperthermia Group. *Lancet* **355**：1119-1125, 2000

38）Berdov BA, Menteshashvili GZ：Thermoradiotherapy of patients with locally advanced carcinoma of the rectum. *Int J Hyperthermia* **6**：881-890, 1990

39）Horsman MR, Overgaard J：Hyperthermia：A potent enhancer of radiotherapy. *Clin Oncol（R ColRadiol）* **19**：418-426, 2007

40）Issels RD, Lindner LH, Verweij J, et al.：Neo-adjuvant chemotherapy alone or with regional hyperthermia for localized high-risk soft-tissue sarcoma：A randomized phase 3 multicentre study. *Lancet Oncol* **11**：561-570, 2010

41）Kondo M, Itani K, Yoshikawa T, et al.：A prospective randomized clinical trial comparing intra-arterial chemotherapy alone and when combined with hyperthermia for metastatic liver cancer. *Gan To Kagaku Ryoho* **22**：1807-1811, 1995（Japanese）

42）Kitamura K, Kuwano H, Watanabe M, et al.：Prospective randomized study of hyperthermia combined with chemoradiotherapy for esophageal carcinoma. *J Surg Oncol* **60**：55-58, 1995

43）Adachi S, Kokura S, Okayama T, et al.：Effect of hyperthermia combined with gemcitabine on apoptotic cell death in cultured human pancreatic cancer cell lines. *Int J Hyperthermia* **25**：210-219, 2009

44）吉川敏一，古倉　聡，近藤元治：特集　肝胆すい悪性腫ようの化学療法と放射線療法　肝細胞癌―非切除例に対する治療 TAE 化学療法と他療法の併用　―温熱化学療法，肝胆膵 **25**：637-641，1992

45）小山田裕一，吉川敏一，伊谷賢次，市川　寛，田井中憲三：第 11 回動注癌化学療法研究会　一般演題　肝細胞癌に対する温熱併用化学塞栓療法　温熱療法の併用の有無による治療成績の検討．癌と化学療法 **16**：3070-3074，1989

46）Ishikawa T, Kokura S, Sakamoto N, et al.：Phase Ⅱ trial of combined regional hyperthermia and gemcitabine for locally advanced or metastatic pancreatic cancer. *Int J Hyperthermia* **28**：597-604, 2012

47）Shen H, Li XD, Wu CP, et al.：The regimen of gemcitabine and cisplatin combined with radiofrequency hyperthermia for advanced non-small cell lung cancer：A phase Ⅱ study. *Int J Hyperthermia* **27**：27-32, 2011

48）Schlemmer M, Wendtner CM, Lindner L, et al.：Thermochemotherapy in patients with extremity high-risks of tissue sarcomas（HR-STS）. *Int J Hyperthermia* **26**：127-135, 2010

49）Fotopoulou C, Cho CH, Kraetschel R, et al.：Regional abdominal hyperthermia combined with systemic chemotherapy for the treatment of patients with ovarian cancer relapse：Results of a pilot study. *Int J Hyperthermia* **26**：118-126, 2010

50）Cho C, Wust P, Hildebrandt B, et al.：Regional hyperthermia of the abdomen in conjunction with chemotherapy for peritoneal carcinomatosis：Evaluation of two annular-phased-array applicators. *Int J Hyperthermia* **24**：399-408, 2008

51）Jiang Z, Yan W, Ming J, et al.：Docetaxel weekly regimen in conjunction with RF hyperthermia for pretreated locally advanced non-small cell lung cancer：A preliminary study. *BMC Cancer* **7**：189, 2007

52）Hulshof MC, Van Haaren PM, Van Lanschot JJ, et al：Preoperative chemoradiation combined with regional hyperthermia for patients with resectable esophageal cancer. *Int J Hyperthermia* **25**：79-85, 2009

53） Westermann AM, Jones EL, Schem BC, et al.：First results of triple-modality treatment combining radiotherapy, chemotherapy, and hyperthermia for the treatment of patients with stage ⅡB, Ⅲ, and ⅣA cervical carcinoma. *Cancer* **104**：763-770, 2005

54） Jones EL, Samulski TV, Dewhirst MW, et al.：A pilot Phase Ⅱ trial of concurrent radiotherapy, chemotherapy, and hyperthermia for locally advanced cervical carcinoma. *Cancer* **98**：277-282, 2003

55） Rau B, Wust P, Hohenberger P, et al.：Preoperative hyperthermia combined with radiochemotherapy in locally advanced rectal cancer：A phase Ⅱ clinical trial. *Ann Surg* **227**：380-389, 1998

56） Maluta S, Dall'Oglio S, Romano M, et al.：Conformal radiotherapy plus local hyperthermia in patients affected by locally advanced high risk prostate cancer：Preliminary results of a prospective phase Ⅱ study. *Int J Hyperthermia* **23**：451-456, 2007

57） Ishikawa T, Kokura S, Oyamada H et al.：Effects of a sequential combination of hyperthermia and gemcitabine in the treatment of advanced unresectable pancreatic cancer：A retrospective study. *Thermal Medicine* **24**：131-139, 2009

58） Harima Y, Ohguri T, Imada H, et al.：A multicentre randomised clinical trial of chemoradiotherapy plus hyperthermia versus chemoradiotherapy alone in patients with locally advanced cervical cancer. *Int J Hyperthermia* **32**：801-808, 2016

あとがき

　今からおよそ 25 年前，ハイパーサーミア療法が癌治療に盛んに併用され，加温装置も複数の医療機器メーカーで製造され，厚生労働省（当時は厚生省）に医療機器として承認・認証され，実臨床に使用されていた．1990 年 4 月に放射線療法との併用で保険適用となった際は，診療報酬は一連の治療につき，浅在性腫瘍の場合 6,000 点，深在性腫瘍の場合 9,000 点で，放射線療法実施期間中に併用された．この場合は，治療期間も限定されており（放射線療法中），病院の経営面からもとくに問題はなかったように思う．

　1996 年に化学療法との併用およびハイパーサーミア単独治療が保険収載されたときも，診療報酬は放射線療法の場合と同様に「一連の治療につき，浅在性腫瘍の場合 6,000 点，深在性腫瘍の場合 9,000 点」と決まった．放射線療法の場合は，「一連の治療」期間がはっきりしており，またその期間も長くないので病院もやっていけたが，化学療法との併用や単独治療になると「一連」の意味がきわめて不明確となる．一生なのか，効果判定で奏効しているかどうかをみるのかなど，いろいろな議論があった．現在は，都道府県によっても異なるが，3 か月に 1 回診療報酬を請求しているところが多い．あるいは，6 か月に一度の診療報酬請求をしている都道府県もある．

　そうなると，まず加温装置が高額であること，1 日に 6 〜 7 名の治療しかできないこと，一人の患者の治療に 2 〜 3 名の医療スタッフが必要なことなどを考えると，ハイパーサーミアを設置する病院やクリニックが少なくなる．その一方で，患者はいろいろなところで勉強して，放射線療法や化学療法にハイパーサーミアを併用することの有効性を認識し，ハイパーサーミアを受けることを希望される．実際に，私が勤務していた京都府立医大のハイパーサーミアは，患者の順番待ちが多かった．現在，非常勤で勤務しているたけだ診療所でも治療待ちの患者が多数いる．病気が進行性のものだけに，早く治療してあげたいのはやまやまなのであるが……．

　それからもう一つ，ハイパーサーミア治療の障害を感じている．それは，化学療法や放射線療法を受けておられる患者の主治医の先生が，ハイパーサーミアをよくご理解いただけていないケースである．患者が主治医の先生にハイパーサーミアの併用を相談しても，あまり積極的でないとか，場合によっては反対されることもあると聞く．どうか本書を読んでいただき，第Ⅲ相試験でもハイパーサーミアの有用性が示されているので，併用治療を考えていただきたい．私が京都府立医科大学消化器内科に勤務していたときは，消化器癌外来を担当していたのだが，標準化学療法を開始する患者は全員ハイパーサーミアを併用していた．そのなかで，すでに述べたが，膵臓癌の第Ⅱ相試験の結果を得ることができた．これからは，先生方のほうから全身化学療法をはじめられる際に，ハイパーサーミアを行っている医療機関にご紹介いただき，温熱化学療法や温熱化学放射線療法を積極的に行っていただきたいと切にお願いする．

最後に，本書を執筆するにあたり，日本ハイパーサーミア学会の先生方，とくに私の専門以外の基礎研究分野について情報をご提供していただいた先生，また，私の専門以外の臨床研究分野（とくに放射線療法）について，いろいろと教えていただいた先生に大変感謝している．さらに，非常に多数の貴重な症例をご提供いただいた，戸畑共立病院がん治療センター，今田　肇先生には本当にありがたく感謝している．今田先生もハイパーサーミアに対する思いは私と同様で，なんとかスムーズに癌患者がハイパーサーミアを受けられるようになることを切望されているのだと思う．本書の出版にあたっては，診断と治療社の堀江康弘氏，川口晃太朗氏のご両人に尽力いただいた．再度，本書が，各領域の癌治療をされておられる先生方のお手元に届くことを切に願い，まずはぜひ一読願いたい．

古倉　聡

索　引

ハイパーサーミア
患者からがん温熱療法を希望されたら

ISBN978-4-7878-2305-2

2017 年 8 月 7 日　初版第 1 刷発行

著　　者	古倉　聡	
発 行 者	藤実彰一	
発 行 所	株式会社　診断と治療社	

〒 100-0014　東京都千代田区永田町 2-14-2　山王グランドビル 4 階

TEL:03-3580-2750(編集)　03-3580-2770(営業)

FAX:03-3580-2776

E-mail:hen@shindan.co.jp(編集)

　　　　　eigyobu@shindan.co.jp(営業)

URL:http://www.shindan.co.jp/

装　　丁	株式会社ジェイアイ
印刷・製本	三報社印刷株式会社